教育部人文社会科学研究项目"医患关系质量驱动因素、机理及提升策略研究——门诊服务接触视角"（项目号：14YJC630028）资助

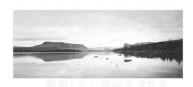

医患关系质量驱动因素、机理及提升策略研究
——门诊服务接触视角

段桂敏　余伟萍　庄爱玲　著

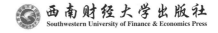

西南财经大学出版社
Southwestern University of Finance & Economics Press

图书在版编目(CIP)数据

医患关系质量驱动因素、机理及提升策略研究:门诊服务接触视角/段桂敏,余伟萍,庄爱玲著 . —成都:西南财经大学出版社,2018.11
ISBN 978-7-5504-3510-0

Ⅰ.①医… Ⅱ.①段…②余…③庄… Ⅲ.①医院—人间关系—研究
Ⅳ.①R197.322

中国版本图书馆 CIP 数据核字(2018)第 112454 号

医患关系质量驱动因素、机理及提升策略研究——门诊服务接触视角
Yihuan Guanxi Zhiliang Qudong Yinsu、Jili ji Tisheng Celüe Yanjiu——Menzhen Fuwu Jiechu Shijiao

段桂敏　余伟萍　庄爱玲　著

策划编辑:何春梅
责任编辑:王青杰
封面设计:杨红鹰　张姗姗
责任印制:朱曼丽

出版发行	西南财经大学出版社(四川省成都市光华村街55号)
网　　址	http://www.bookcj.com
电子邮件	bookcj@ foxmail.com
邮政编码	610074
电　　话	028-87352211　87352368
照　　排	四川胜翔数码印务设计有限公司
印　　刷	四川五洲彩印有限责任公司
成品尺寸	170mm×240mm
印　　张	17.25
字　　数	266 千字
版　　次	2018 年 11 月第 1 版
印　　次	2018 年 11 月第 1 次印刷
书　　号	ISBN 978-7-5504-3510-0
定　　价	98.00 元

前 言

近年来，医患关系成为民众关注和学者研究的焦点。由医患关系紧张导致的信任危机愈演愈烈，《中国社会舆情与危机管理报告（2013）》显示，医患暴力冲突等恶性事件逐年增加，在医疗类舆情事件中占比 8.8%，部分医患暴力冲突还由医方和患者的个人肢体冲突行为演化为群体性事件，不但干扰了医院正常的医疗秩序，还给医务人员的人身安全带来巨大威胁，此问题引起了社会各界的忧虑。已有研究表明：和谐的医患关系能提高患者依从度、提升治疗效果、降低交易成本、提升患者再就医意愿，满意的患者还会进一步对医院进行正面的口碑传播。李克强总理在 2017 年政府工作报告中明确提出"构建和谐医患关系"。因此，构建和谐医患关系成为医院乃至整个社会亟待解决的问题。门诊作为医院的重要组成部门，亦是"看病难、看病贵"的敏感区，门诊服务质量是衡量医院管理水平的重要指标之一。因此，以门诊服务接触为研究立足点，探究医患关系质量的驱动因素成为研究的重中之重。

国外关于医患关系质量的研究始于 20 世纪 60 年代末，而我国学者直至 20 世纪 90 年代末才对该问题进行探索。已有研究主要聚焦于住院服务，集中于患者视角，从患者满意或患者信任的单一层面探究医患关系质量的驱动因素及提升策略。由于患者与医院代表不同的利益主体，其认知存在差异，仅从患者单一视角进行探究，尚不能揭示问题产生的根源。因此，采用医患双重视角，探究医患关系质量的驱动因素，剖析双方对该问题认知的差异，有利于明晰双方期望及认知差距，从而有针对性地采取弥合措施，从根源上改善医患关系。

　　然而，从患者和医院双重视角看，影响医患关系质量的因素有哪些？双方认知存在哪些差异？服务接触质量是否为影响医患关系质量的关键要素？如果答案是肯定的，那么如何实现对门诊服务接触质量的科学测量？门诊服务接触质量中的魅力质量要素、一元质量要素和必备质量要素分别是什么？服务接触质量对医患关系质量的驱动机理是什么？如何有效提升医患关系质量？对于这些问题，已有研究尚未给出确切答案。

　　为系统回答上述问题，本研究以 S-O-R 理论为总体分析框架，以服务接触理论、Kano 模型理论、线索利用理论、认知偏差理论、服务差距理论、顾客期望理论、优化决策理论为基础，以门诊服务为研究对象，综合运用文献研究法、关键事件法、内容分析法、专家法、问卷调查法、Arena 仿真技术等科学方法，采取医院、患者双视角，探究医患关系质量驱动因素，明晰服务接触质量对医患关系质量的驱动作用，开发本土化的门诊服务接触质量测量量表，识别门诊服务接触质量中的魅力质量要素、一元质量要素和必备质量要素，揭示门诊服务接触质量对医患关系质量的驱动机理，提出基于离散事件系统仿真技术的服务流程优化策略。

　　具体而言，本研究主要包含以下五个方面的内容：

　　（1）医患双视角的医患关系质量驱动因素分析

　　我们运用关键事件法、问卷调查法和内容分析法，基于认知偏差理论、选择性知觉理论、服务差距理论和顾客期望理论，采用患方和医方双重视角，探究医患关系质量驱动因素，以及医患双方对不满患者行为反应的认知，并比较两者之间的差异。

　　研究结果显示：①医患双方在过程质量、结果质量和医疗费用的影响强度认知方面存在差异，即患者对过程质量的重视程度高于医院方面，医院对结果质量和医疗费用的重视程度高于患者方面。②过程质量是影响医患关系质量的关键要素，无论从患者视角看，还是从医院视角看，其提及率都是最高的，表明服务接触质量作为过程质量，对医患关系质量具有重要影响。③医患双方对不满意的患者行为反应的认知亦存在差异，医务人员尚未意识到患者不满后的隐性行为。

（2）开发了本土化的门诊服务接触质量测量量表

基于服务接触理论，我们运用文献研究法、关键事件法、专家法，根据中国医疗服务特征，严格遵循量表开发的流程，开发了包含有形环境接触、医务人员接触、服务系统接触 3 个维度 16 个题项的本土化门诊服务接触质量测量量表。统计检验结果表明该量表具有良好的信度和效度。

（3）识别了门诊服务接触质量中的三类质量要素

本书基于 Kano 模型理论，运用调节回归方法，识别出门诊服务接触质量中的魅力质量要素、必备质量要素和一元质量要素。

魅力质量要素是指该类要素充分时，促使患者满意，当其不充分时患者既不会不满意也不会满意。这类要素包括：有形环境接触质量因子中的"医院干净、整洁"指标、医务人员接触质量因子中的"医务人员专业知识丰富"指标以及服务系统接触质量因子中"我提出的问题或投诉能得到及时回应、积极解决"指标。

必备质量要素是指该类要素充分时不会引起患者满意，但当其不充分时，会引起患者不满，这类要素包括人员接触质量因子中的"医务人员在检查、诊疗时操作熟练"等。

一元质量要素是指该类要素与患者满意度呈线性关系，当其充足时，患者会产生满意感；当其不充足时，患者会不满意。这类要素包括：有形环境接触质量因子中的"医疗设备先进""指示标识清晰""就诊环境舒适"，医务人员接触质量因子中的"医务人员尊重我、为我考虑""医务人员清晰解释病情""医生在诊疗过程中认真、仔细""病历书写清晰、规范""医生推荐合理的治疗方案""医务人员详细说明用药方法与注意事项"，以及服务系统接触质量因子中的"挂号、就诊、缴费、取药等方便快捷""能及时获得各项化验、检验结果""询问医务人员时能得到及时、详细的解答"。

（4）探明了门诊服务接触质量对医患关系质量的驱动机理

本书基于 S-O-R 理论、线索利用理论，构建了门诊服务接触质量对医患关系质量及再就医意愿的驱动机理模型，采用问卷调查法，运用结构方程分析工具、SPSS 分析工具对概念模型进行检验。研究结果表明：

①有形环境接触对医患关系质量中的患者满意因子具有显著正向影响，而对医患关系质量中的患者信任因子无直接影响，但会通过患者满意对患者信任产生间接影响；医务人员接触对医患关系质量具有显著正向影响，且对患者信任因子的影响强度略高于患者满意因子；服务系统接触对医患关系质量中的满意因子具有显著正向影响，而对医患关系质量中的信任因子无直接影响，但会通过患者满意对其产生间接作用。

②模型路径系数显示，医务人员接触对医患关系质量的影响强度最大，其次是服务系统接触，有形环境接触对医患关系质量的影响强度最低。

③门诊服务接触质量各维度对患者再就医意愿不存在直接影响，但会通过医患关系质量对其产生间接影响，医患关系质量在其中发挥完全中介作用。

④患者健康状态和感知医疗费用在门诊服务接触各维度对医患关系质量影响中发挥调节作用：健康状态为严重的患者更加关注服务系统效率和医务人员的能力和素质；感知医疗费用越高的患者对医务人员的期望越高，而感知医疗费用低的患者更加关注有形环境和服务系统效率。

⑤转移障碍在影响对患者再就医意愿过程中未发挥调节作用，假设未得到验证，其原因可能是医疗服务关乎身体健康与生命安全，患者在选择就诊医院时，已经选择了医患关系质量高的医院就诊。

（5）从服务流程与资源配置优化视角提出了医患关系质量优化策略

本研究以成都某医院为研究对象，基于离散事件系统仿真思想和优化决策理论，通过现场调查法、访谈法搜集数据，建立了超声科就诊流程仿真模型，运用 Arena 软件对模型进行分时段仿真，通过观测各环节的平均等待时间和排队人数，识别影响服务系统接触的瓶颈。方法是将住院部进行超声检查的患者统一安排至下午，并增加下午 14 点至 18 点的 B 超检查和彩超检查的资源配置，提升服务效率。我们通过穷举法，针对备选的资源配置新方案分别进行仿真，进行效果比对，得出结论：下午时段增加 B 超检查和彩超检查医生各一名，即可降低 B 超检查和彩超检查处的患者平均等候时间，解决患者拥堵问题。

本研究的理论贡献和管理意义主要体现在以下五个方面：

第一，采取医患双重视角剖析医患关系质量驱动因素，弥补了从单一视角分析的局限性，帮助医院全面了解医患关系质量驱动因素，明晰医患双方认知的差异。已有研究主要采用患者单维视角分析医患关系质量驱动因素，仅有少数研究关注了医患双视角，尚不能有效揭示医患双方在该问题认知上的差异。本研究采用医患双重视角，系统分析了医患关系质量驱动因素，识别出医患双方各自最为关注的因素均为服务质量要素，但其对过程质量即服务接触质量的重视程度存在差异。该研究结论为进一步探究门诊服务接触质量对医患关系质量驱动机理提供了依据。

第二，构建了门诊服务接触质量本土化测量量表，丰富了该领域研究成果，为医院科学监测与评估门诊服务接触质量提供了依据。已有研究主要从服务属性视角对服务质量测量进行研究，而从服务接触视角开展的对服务质量测量的研究较少。虽然印度有学者对此进行了探析，但由于印度医疗市场和中国医疗市场的差异性，若直接引用其量表，则其科学性和代表性均不足。本研究以服务接触理论为理论基础，运用文献研究法、关键事件法、专家法，遵循量表开发的程序，设计出符合中国门诊服务特征的门诊服务接触质量测量量表，丰富了该领域的研究成果。

第三，识别了门诊服务接触质量中的魅力质量要素、一元质量要素和必备质量要素，开辟了医患关系质量优化的新路径，为医院持续识别三类质量要素，提升医患关系质量提供了思路。本研究以 Kano 模型为理论基础，运用调节回归方法，识别出门诊服务接触质量中的魅力质量要素、一元质量要素和必备质量要素，弥补了已有研究通过分析服务质量要素与患者满意之间的线性回归系数来确定各质量要素重要程度的局限性，开辟了医患关系质量提升的新路径。

第四，构建了门诊服务接触质量对医患关系质量驱动机理模型，延伸了 S-O-R 理论的应用领域，帮助医院管理者了解门诊服务接触质量各维度的驱动机理，为其进行质量管理提供理论依据。已有研究主要集中于探究服务质量对医患关系质量患者满意或患者信任维度的影响，而未将两者整合起来进行系统研究。另外，这些研究除了关注人口统计变量在其中发挥的调节作用，未对其他变量进行深入探析。本研究在前人研究成果的基础上，引入 S-O-R 理论和线索利用理论，构建门诊服务接触质量对医患关系质量的驱动机理模型，验证了门诊服务接触质量各维度对医患关系质量具有显著正向影响，剖析了患者健康状态及感知医疗费用在其中扮演的调节角色，揭示了门诊服务接触质量各维度在影响患者再就医意愿过程中发挥完全中介作用。这一研究是对已有研究的深化，同时拓展了该领域的研究框架。

第五，引入离散事件系统仿真技术与优化决策理论，拓宽了医患关系质量提升研究视角，为医院运用仿真手段提升医患关系质量提供了操作思路。本研究引入离散事件系统仿真技术和优化决策理论，以服务流程优化为研究视角，以成都某医院超声科为研究对象，运用 Arena 软件，对超声科现有系统进行仿真，探寻服务流程中的瓶颈，通过重新调度门诊患者和住院患者的检查时间，优化下午检查时段的资源配置，从而缩短患者平均等待时间和排队长度，提升了服务效率，进而提升医患关系质量。本研究突破了以往研究从定性视角寻求提升医患关系质量路径的局限性，将仿真技术与质量管理进行了有机融合。

目　录

1　绪论

1.1　研究背景

1.1.1　现实背景

近年来，医患关系成为民众关注和学者研究的热点。医疗服务行业的信任危机日益突出，《中国社会舆情与危机管理报告（2013）》显示，医患暴力冲突恶性事件逐年增加，在医疗类舆情事件中占比 8.8%，部分医患暴力冲突还由医方和患者的个人肢体冲突行为演化为群体性事件，影响了医院正常医疗秩序，给医务人员人身安全带来巨大威胁，引起了社会各界的忧虑。据不完全统计，中国每年因被殴打受伤的医务人员已超过 1 万人，73.33% 的医院出现过病人及家属殴打、辱骂医务人员的现象，78.01% 的医生不愿意子女学医、从医。[①] 典型案例如下：

2017 年 6 月 29 日，天津市第三中心医院发生恶性伤医事件。超声介入专家经翔被曾经其诊治的肝癌患者砍伤，颈静脉破裂，下颌骨断裂。

2016 年 5 月 5 日，广东省人民医院口腔颌面外科刚退休的主任陈仲伟被人尾随到家，并被砍 30 多刀，最终抢救无效死亡。据多位医生证实，肇

---

① 2013 年伤医事件半年盘点 [EB/OL]. (2013-11-21) [2018-07-20]. http://www.m-lawyers.net/Article_ Show.asp? ArticleID=38133.

事者自称 25 年前曾被陈仲伟"弄坏了牙",其砍人后即跳楼自杀身亡。

2012 年 3 月 23 日,哈尔滨医科大学一名风湿免疫科患者持刀杀害一名实习医生、伤害 3 名医务人员,其原因是该患者对其治疗方案产生误解,认为医生故意刁难,不愿为其看病[1],随即心生不满。

在外显的暴力事件背后,医患暗战亦步步惊心,将脆弱的医患关系推至舆论的风口浪尖之上。典型案例如下:

2011 年一条微博"(他)被深圳市儿童医院照了十几次 X 光,做了 100 多项检查,甚至要花十多万元来做手术。婴儿的家人不得已抱着孩子到广州看病,结果,只花了 8 毛钱就看好了"点燃了公众的愤怒。该事件被称为"八毛门"事件。然而事件并没有就此结束,21 天后患儿再次入院,这时其病情已经非常严重。[2]

2011 年 9 月 21 日,患儿小涵因患手足口病,被送到广东省妇幼保健院治疗,随后经历治疗、回家、重新返院治疗等一系列波折。在此期间,患儿父亲对医生的做法提出质疑,要求全程参与专家会诊讨论并录音。[3]该事件被称为"录音门"事件。

因此,构建和谐医患关系成为医院乃至整个社会亟待解决的问题。李克强总理在 2017 年政府工作报告中明确提出"构建和谐医患关系"。《"十三五"深化医药卫生体制改革规划》中强调,把人民健康放在优先发展的战略地位,以公平可及、群众受益为目标,坚守底线、补齐短板,做出更有效的制度安排,维护基本医疗卫生服务的公益性,使全体人民在共建共享中有更多获得感。和谐的医患关系能提高患者依从度、提高治疗效果,同时降低交易成本、提升患者再就医意愿,满意的患者还会进一步对医院进行正面的口碑传播(Ford, Bach, Fottler, 1997;Eisenberg, 1997;Williams, 1994)。

---

① 哈尔滨医大一院医生被杀案一审宣判[EB/OL].(2012-10-22)[2018-07-20].http://www.legaldaily.com.cn/index_article/content/2012-10/19/content_3915072.htm? node=5955.

② 一场八毛与十万元的战争:怎样改革才能重建医患信任[EB/OL].(2011-09-21)[2018-07-20].http://news.xinhuanet.com/politics/2011-09/21/c_122064340_2.htm.

③ "录音门":医患暗战"步步惊心"[EB/OL].(2011-11-02)[2018-07-20].http://news.xinhuanet.com/comments/2011-11/02/c_122227272.htm.

和谐医患关系的构建，一方面依赖于宏观层面的体制和机制，另一方面也依赖于微观层面的医院的运作与管理。由此可见，医院作为提供医疗卫生服务的主体，在构建和谐医患关系中扮演着极为重要的角色。门诊是医院的重要组成部门，是"看病难、看病贵"的重灾区，门诊服务质量是衡量医院管理水平的重要指标之一。由于门诊服务对象的广泛性、以及门诊是住院病人的重要入口，门诊服务成为解决医患矛盾、改善医患关系的关键突破口。

如何从医院微观运营层面改善医患关系，是医院面临的关键问题。医患关系质量是衡量医患关系的定量工具。欲提升医患关系质量、改善医患关系，需要解决以下问题：①整合医院和患者双重视角，理清影响医患关系质量的关键因素，确认门诊服务接触质量是否为影响医患关系质量的关键因素；②针对中国门诊服务特征，开发门诊服务接触质量测量量表；③明晰服务接触质量要素中哪些要素对医患关系的改善作用最大，哪些是不可缺失的质量要素；④探究门诊服务接触质量各维度对医患关系质量及再就医意愿的驱动机理，从而为优化医患关系质量提供理论依据。

1.1.2　理论背景

针对现实观察得出的需要解决的问题，我们对医患关系质量驱动因素、服务接触质量对医患关系质量作用机理的相关文献进行了系统梳理。虽然国内外学者对此进行了相关研究，得出了一些重要结论，但仍不能系统、深入地回答上述问题，需要进一步延伸与扩展。

1.1.2.1　有待于采取医患双重视角探究医患关系质量驱动因素

通过对已有文献进行梳理，我们发现影响医患关系质量的因素包括宏观和微观两个层面。宏观因素包括社会制度因素（杨阳，2009；修燕，2013；王澜，2017）、社会道德因素（刘俊香，等，2011）、法律制度因素（王伟杰，2009）以及网络舆论（刘伶俐，等，2013）；微观因素包括患者个人特征（年龄、性别、种族、健康状态）（Bertakis, Roter, Putnam，1991；Meng，等，1997；Sullivan，1984；Peter J. Cunningham，2009；Otani，2012）、顾客期望（Oliver，1980）、患者健康认知（张建洁，等，

3

2018）、医疗质量（陈燕凌，等，2012）、医疗服务质量（Dawn Bendall-Lyon，等，2004；Cohen，1996；Ross，等，1993；Nandakumar Mekoth，等，2011；Laith Alrubaiee，等，2011；Brian J. Chan，MD，2017；周绿林，2014；谭华伟，等，2015；张建洁，等，2018）、感知价值（Albert Caruana & Noel Fenech，2005；越丽霞，等，2014）、组织文化（Meterko，2004）、消费情感（Laurette Dube，等，1996）、患者参与（耿先锋，2008）、疾病的发展阶段、诊疗效果、医疗费用、患者的学习、知识和反馈、医师的行为（刘威，2010）、医患沟通（陈燕凌，等，2012）、工作态度（陈燕凌，等，2012）、就医便利性（陈燕凌，等，2012）、医院对患者的人文关怀（陈燕凌，等，2012）、患者满意（Laith Alrubaiee，等，2011；陈武朝，等，2014）、过度医疗（欧阳英林，2012）。

从研究方法与研究视角看，已有研究主要通过问卷调查法，以患者为调查对象，采用患者视角，探究影响医患关系质量的因素；而以医务人员为调查对象，采用医院视角，探究医患关系质量驱动因素的研究相对较少。虽然陈燕凌（2012）试图从医患双方视角探寻医患关系影响因素，然而由于采用的是封闭式调查，且调查的样本多样性不够，尚不能全面反映实情。虽然修燕等（2013）从社会、医方、患者三个层面对医患关系质量影响因素进行了概括，但未深入至医方和患者对这些影响因素的认知差异研究。随着医疗服务市场的竞争日趋激烈，服务意识日益增强，欲将"以患者为中心"的服务理念外化为行为，需要全面了解医院方面和患者方面在医患关系质量驱动因素认知方面的差异，从而更好地弥合认知差距、提升医患关系质量。

1.1.2.2 有待开发具有中国医疗服务特色的门诊服务接触质量测量量表

科学、有效、适合的门诊服务接触质量测量量表是识别魅力服务质量要素的关键，也是探究门诊服务接触质量对医患关系质量驱动机理的基础。已有学者对医疗服务接触质量测量量表进行了大量研究，但从研究对象看，主要集中于住院服务（Koichiro Otani，等，2010；薛培，2009；陈学涛，2009；张磊，2010；牛宏俐，2006；任继树，2006），而专门针对门诊服务的研究相对较少。虽然 Hannele Hiidenhovi，Pekka Laippala 和 Kaija

Nojonen（2001）针对门诊服务开发了包含 12 个指标的测量量表，但由于中外医疗服务提供方式的差异性，不能直接引入国内。另外，该量表针对每个接触环节仅有一个测项，其效度有待进一步验证。我国学者李霞、薛迪和丁瑾瑜（2002）从门诊患者视角、门诊医生视角研究门诊服务过程质量评价方法，但未形成完整的门诊服务接触质量测量量表。凌娟（2011）虽然从服务接触视角针对门诊服务设计了服务质量测量量表，但未涵盖接触的检查、检验环节，且未涉及环境接触。印度学者 Nandakumar Mekoth 等（2011）的研究虽然涵盖了检查、检验环节，但并未对前台员工的身份进行区别，且研究情境为印度医疗服务市场。由于中国医疗市场与印度市场存在差异，不能直接引用该量表，需要从服务接触的视角，根据中国门诊服务特征，对门诊服务接触质量测量量表进行进一步修正，使其更具有针对性。

1.1.2.3　有待从非线性角度明晰门诊服务接触质量中的魅力服务要素

在医疗服务领域，关于服务质量与满意度的研究聚焦于探讨服务质量与医患关系质量中患者满意因子的线性关系。日本学者将双因素理论引入营销领域，并对其进行了深化，提出了 Kano 模型，认为质量要素与顾客不满并不一定都是线性关系，根据质量属性的充足程度与顾客满意之间的关系，将其划分为 5 种类型，包括：魅力质量（Attractive quality）、一元质量（One-dimension quality）、必备质量（Must-be quality）、无差异质量（Indifferent quality）和逆向质量（Reverse quality）。在门诊服务接触质量中，识别出魅力质量要素、必备质量要素和无差异质量要素，通过评估该类质量的绩效值，进行针对性的质量改进，有助于更有成效地提高患者满意度，从而提升医患关系质量。我国学者王殊轶和钱省三（2005）最先将 Kano 模型的思想引入医疗服务领域，识别出魅力服务质量（即激励要素），一元质量和必备质量（即保健因素），然而针对的是住院服务。虽然陈俊虎等（2012）运用包含积极和消极问题的问卷法来识别和确定门诊服务质量类型，然而该方法存在一定的局限性（Shu-Ping Lin，2010），且问卷中的量表的信度和效度未得到检验。因此，有必要以科学的测量量表为基础，运用更为精准的方法对门诊服务接触质量各类型要素进行识别。

1.1.2.4 有待系统地探究门诊服务接触质量对医患关系质量驱动机理

门诊服务接触质量对医患关系质量存在怎样的作用机理，现有研究分别从患者满意视角和患者信任视角探究了医疗服务接触质量对医患关系质量的影响。学者们分析了住院服务质量对患者满意具有正向影响（Dansky & Brannon，1996；Oswald，等，1998；Ross，Steward，Sinacore，1993；Ware，Snyder，Wright，1976；Ware，等，1978；Koichiro Otan，Brian Waterman，Kelly M. Faulkner，等，2010）。我国学者陈学涛（2009）的研究亦表明，住院服务质量对患者满意具有显著正向影响。Dawn Bendall-Lyon 和 Thomas L. Powers（2004）通过对 635 名患者进行问卷调查，结果表明：结构质量（Structure）和过程质量（process）对患者总体满意具有显著影响，且影响程度相当，其研究结论与 Cohen（1996）和 Ross 等（1993）的早期研究存在矛盾。Cohen（1996）和 Ross 等（1993）的研究均发现过程质量对患者满意的影响大于结构质量。Nandakumar Mekoth 等（2011）以印度医疗服务市场为研究情境，识别出了门诊服务接触质量中的医生质量和实验室质量与患者满意显著相关，而挂号处及门诊员工的谦虚的态度，以及感知的等待时间长度与患者满意没有显著相关性。Laith Alrubaiee 和 Feras Alkaa'ida（2011）基于 SERVAUAL 模型，验证了医疗服务质量对患者信任具有显著正向作用，患者满意同时也会影响患者信任。虽然关于医疗服务质量对医患关系质量某一维度影响的研究相对丰硕，然而研究对象主要集中于住院服务，且关于各个维度对医患关系影响强度的研究结论存在矛盾。虽然印度学者 Nandakumar Mekoth 以门诊服务为对象开展研究，然而仅探究了门诊服务接触质量对患者满意的影响，尚未探究其作用机理，且研究情境为印度医疗服务市场。在中国医疗服务情境下，门诊服务接触质量对医患关系质量双维度存在怎样的作用机理，尚需进一步探索。

1.2 核心理论与概念

1.2.1 核心理论

（1）认知偏差理论

认知心理学提出个体的认知过程会受到知识结构和水平、性格、文化背景、环境及情境因素的影响，且这些因素会对个体决策产生直接影响。基于 Simon 的有限理性概念，Kahneman 和 Tversky 等于 20 世纪 70 年代提出认知偏差理论，认为在不确定的条件下，认知偏差会导致判断和决策出现以小见大或以偏概全的情况。Kahneman 和 Tversky 总结了三种最典型的认知偏差，包括代表性偏差（Representativeness bias）、可得性偏差（Availability bias）及锚定效应（Anchoring）。代表性偏差是人们根据过去传统或相似的情况，运用简单类比的方法依据经验对事件发生的概率进行判断，而未考虑样本的规模和代表性。可得性偏差是指当人们进行判断和决策时，往往依据从大脑里容易且快速提取的信息，而不进行更深的和更多的信息挖掘。由于人们往往不能从记忆中获取决策所需的全部信息，导致在信息加工的过程中可得性偏差时常发生。锚定效应是指人们对某个事件进行定量评估时，会将特定的数值作为初始值，就像锚一样使得估测值落入某一区间，当锚定的方向有误时，就会出现偏差。

（2）选择性知觉理论

认知心理学将知觉看作是对感觉信息的组织和解释，是一系列的连续阶段的信息加工过程，与个体过去的知识和经验密切相关（王甦，1992）。Jerome Bnmer 和 Leo Postman（1949）提出了"选择性知觉"的概念，认为知觉在很大程度上受到自身预期的影响，而这些预期往往基于过去的经验和情境而形成，且知觉也受到个体意愿的影响。由于个人对事物和社会事件的知觉受自身经验、情感和立场的影响，因此知觉带有明显的选择性

（王军，2009）。由于个体认知能力的有限性、信息的超负载性以及环境的复杂多变性，选择性知觉成为个体进行自我保护的一种措施。

（3）服务差距理论

服务差距模型由 Parasuraman，Zeithaml 和 Berry（1985）提出，他们通过对多家服务企业的管理人员进行深度访谈，探索服务质量问题产生的原因，建立了服务差距模型。模型的上半部分与消费者有关，下半部分与服务提供者有关，由此提出了可能存在的 5 个差距，并分析了差距产生的原因。差距 1 为感知差距，即管理者对服务质量的感知与顾客期望存在差距。差距 2 为服务质量标准差距，即服务提供者所制定的服务标准与管理层所感知的顾客期望之间存在差距。差距 3 为服务传递差距，即未按企业所设定的标准进行服务生产和服务传递。差距 4 为市场沟通差距，即市场宣传中所做出的承诺与企业实际提供的服务不一致。差距 5 为感知服务质量差距，即顾客接受服务后感受的服务质量与其期望的质量存在差距。

（4）顾客期望理论

Cardozo（1965）将"满意"概念引入市场营销领域后，Olshavssy，Miler 及 Aderson（1973）相继将顾客对产品的期望与产品实际使用效果进行比较研究，由此引出了顾客期望（Customer Expection）的概念。Oliver（1980）对顾客期望的内涵进行了界定，认为顾客期望是顾客在实施购买决策前，所形成的对企业所提供的产品或服务的"事前期待"。Parasuraman，Zeithaml 和 Berry（1993）对期望进行了明确的定义：期望是顾客在购买产品或服务之前所形成的信念或标准，通过与实际绩效进行比较，从而对产品或服务的质量进行判断。他们提出影响顾客期望的因素包括产品或服务承诺、口碑、顾客个人经验、顾客需求、服务的可替代性、服务强化、情境等；并提出了顾客期望模型，将顾客期望分为两个层次，即理想的服务和可接受的服务，而期望服务与感知服务的差距程度决定了顾客满意水平。PZB 组合（1993）在顾客期望模型中亦提出了容忍区域概念，即介于理想服务与可接受服务之间的一段期望区间。研究表明，理想服务是相对稳定的，而可接受服务会根据情境和消费者需求的变化而上下浮动，从而使得顾客期望具有动态性特征。

（5）S-O-R 理论

S-O-R 理论由投入–产出（Input-Output）模型发展而来。由于投入产出模型并不能揭示人们的内在意识和情感，因此增加了刺激接收者的内部信息处理过程，从而发展成为如今的刺激—机体—反应模型（Jacoby，2002），用于解释环境刺激对个体情感和行为的影响。Mehrabian 和 Russell（1974）指出，外界环境刺激对个体的心理状态产生影响，从而促使个体形成接近（approach）或回避（avoidance）的行为反应。刺激需通过信息接收者的意识来影响心理，他们往往选择性地接收外部刺激，并形成有意识或者无意识的一种心理反应（Jacoby，2002），这里的心理反应可能是正面或负面的情感，或者是内在的情感或认知状态（Eroglu，等，2001；Jacoby，2002），而行为反应往往是接近或回避行为（Eroglu，等，2003）。1975 年，Belk 将该模型引入市场营销领域，提出了修正的 S-O-R 模型，即 R-S-O-R 模型，认为消费行为受到购买对象和购买情境等外部刺激的影响，消费者对购买对象和购买情境的感知会影响内在心理反应，进而对外在消费行为产生影响（Belk，1975）。

（6）线索利用理论

线索利用理论最初由 Cox（1962）提出，其后 Olson 和 Jacoby（1972）对 Cox 的研究进行了扩展。线索（Cue）是由编码者发出并被解码者接收的作为评价标准的一系列信号。根据线索利用理论，产品或服务由一系列信号构成，用以评价产品或服务质量。线索由内部线索（intrinsic cues）和外部线索（extrinsic cues）构成（Wheatley，等，1981）。内部线索是产品的内在属性（Olson & Jacoby，1972），与物理特征相关，如产品大小、形状、味道（Peterson，1970）等。外部线索是与产品有关的属性，但不包括物理属性（Olson & Jacoby，1972），包括营销组合所产生的相关符号，如价格（leacitt，1954）、品牌名称（Allison & Ubl，1964）、包装、商店名称（Wbeatley，等，1981）、组织声誉（Vabie & Paswan，2006）。在国家营销中，原产地、制造地、品牌所在国也是消费者判断产品质量的外部线索。

（7）Kano 模型

Kano 模型又称为吸引力模型，是在双因素理论的基础上发展而来的，由日本学者狩野纪昭（Noriaki Kano）于 1984 首次提出，用来识别顾客需求的类别（（Chen & Su，2006；Kuo，2004）。根据质量要素的充足程度与顾客满意之间的关系，将其划分为五种类型的质量，包括魅力质量、一元质量、必备质量、无差异质量和逆向质量。魅力质量（Attractive quality）具有惊奇和惊喜的特征，当其充分时，能够带来顾客满意，不充分时，也不会引起不满意。一元质量（One-dimension quality）与顾客满意呈线性关系，当其充分时，顾客会满意，不充分时，会引起顾客不满。必备质量（Must-be quality）是产品或服务应具备的基本服务特性，当其充分时，顾客满意度不会提高，但当其不充分时，顾客将极度不满，导致放弃购买。必备质量对应的是赫茨伯格双因素理论中的保健因素（Ying-Feng Kuo，2004）。无差异质量（Indifferent quality）是指质量要素中既不好也不坏的方面，其既不会导致顾客满意，也不会导致顾客不满。逆向质量（Reverse quality）是指引起顾客强烈不满的质量要素和导致低水平满意的质量要素性。

（8）离散事件系统仿真理论

系统仿真是以系统理论、资源优化理论以及数理统计概率论作为理论基础，运用计算机、仿真软件对实际系统进行模拟的一种综合性的理论和方法（曾升，2010）。随着计算机运行能力的增强、设备成本的降低以及理论界对"系统"研究的不断深入，系统仿真思想广泛运用于理论与应用研究，成为模拟系统状态、改进系统性能的重要理论和方法。根据系统状态随时间的变化情况，我们可将仿真系统分为连续系统和离散系统，连续系统是指随着时间的变化，系统状态也随之发生变化，如水库蓄水模型中，每一时间的水位状态都会随着时间的变化而发生变化。而离散系统不一定随着时间的变化而发生变化，如医院超声科是典型的离散系统，就诊的患者数量作为系统的状态变量，其在时间点上的变化是离散的。

1.2.2 核心概念

本研究涉及的核心概念的内涵与外延，会在相关章节予以详细描述。在此，我们仅对核心概念进行简要阐述。

（1）门诊服务接触质量

本研究依据服务接触扩展模型，结合门诊服务特征，将门诊服务接触质量界定为患者在就医体验过程中通过与有形环境与设备、医务人员及服务系统的互动而形成的对门诊服务总体的认知和态度。门诊服务接触质量包括三个维度：有形环境接触、医务人员接触和服务系统接触。

（2）医患关系质量

医患关系质量是指患者与医疗服务提供者互动的过程中所形成的总体质量的认知与评价，包含患者满意和患者信任两个层面。

（3）患者再就医意愿

本研究参考了 Engel 等（1995）的观点，认为患者再就医意愿是指患者接受门诊医疗服务后，未来再次来该医院就医及向他人推荐的可能性。

（4）感知医疗费用

感知医疗费用是指患者在医疗消费过程中感知到的支出总和，包括购买药品或服务所花费的时间、金钱、体力、精力、心理等方面成本的总和。

（5）患者健康状态

本研究借鉴 Otani K 等（2012）学者的观点，基于顾客感知的视角，认为患者健康状态是患者的疾病严重程度。

（6）转移障碍

本研究借鉴 Dick 和 Basu（1994）及 Fornell C（1992）的观点，认为转移障碍是患者在转换医疗服务机构时所耗费的时间、金钱和精力，以及伴随的心理风险的提高。

1.3　研究目的及意义

本研究基于服务接触理论、线索利用理论、认知偏差理论、服务差距理论、顾客期望理论、线索利用理论、Kano 模型理论、优化决策理论，以刺激—反应—行为（S-O-R）理论为分析框架，采用医患双重视角，剖析医患关系质量驱动因素，开发符合中国门诊服务特色的门诊服务接触质量测量量表，识别门诊服务接触质量中的魅力质量要素、一元质量要素和必备质量要素；揭示门诊服务接触质量对医患关系质量及患者再就医意愿的驱动机理；提出基于离散事件系统仿真技术的医患关系质量提升路径和策略。本研究旨在丰富和深化医患关系质量研究成果，推进该领域的研究进展，同时为医院科学评估门诊服务接触质量，从门诊服务接触视角优化医患关系质量提供指导。

本研究的理论意义体现在以下几个方面：

（1）整合医患双重视角系统探究医患关系质量驱动因素

探寻医患关系质量驱动因素是进行医患关系质量优化的基础。现有研究仅采取患者或医院单视角进行探索，尚不能全面梳理医患关系的影响因素，更无法识别影响医患关系质量的关键要素。本研究将引入认知偏差理论、选择性知觉理论、服务差距理论和顾客期望理论，整合患者和医院双重视角，探索医患双方对关系质量影响因素认知的差异，找到认知差距，为医患关系质量优化提供了依据。

（2）构建中国情境下的门诊服务接触质量测量量表

关于医疗服务质量测量量表的已有的研究主要以 PZB 的观点为基础，从服务属性视角对服务质量进行研究，无法识别医疗服务质量中具体哪些服务环节或服务要素出现问题，且研究的对象集中于住院服务，对门诊服务的探索较少。虽然印度学者对门诊服务接触质量测量进行了探究，但由于研究情境与医疗服务特征的差异，不适用于中国门诊服务实情。本研究基于服务接触理论，综合运用文献研究法、关键事件法、专家法，构建符合中国门诊服务特征的门诊服务接触质量测量量表，以丰富该领域的研究成果。

（3）识别门诊服务接触质量中的魅力质量要素

服务接触质量中各个质量要素对医患关系中的患者满意因子的贡献程度存在差异，并非所有因素都与患者满意呈线性关系，而已有研究集中于探究服务质量与患者满意的线性关系。本研究将基于 Kano 模型的理论观点，运用问卷调查法、调节回归分析法，识别门诊服务接触质量中的魅力质量要素、一元质量要素和必备质量要素，深化了服务接触质量分类研究。

（4）阐明门诊服务接触质量对医患关系质量的驱动机理

已有研究分别从患者满意和患者信任视角探究了服务接触质量对医患关系质量的影响，且集中于从患者满意视角对住院服务进行研究。本研究将在此基础上，整合患者满意和患者信任双视角，以 S-O-R 理论和线索利用理论为理论基础，引入患者健康状态、感知费用及转移障碍等变量作为调节变量，探究门诊服务接触质量各维度对医患关系质量及患者再就医意愿的作用机理。与已有聚焦于住院服务和单视角的研究形成互补，对服务接触质量对医患关系质量的作用机制研究进行了深化和拓展。

（5）运用离散事件系统仿真技术优化服务流程与资源配置

与已有研究从医院管理、医患沟通培训等定性视角去优化医患关系质量不同，本研究从流程优化与改变资源配置视角，选取研究对象，通过访谈法和现场观察法识别影响服务接触质量的关键环节，运用离散事件系统仿真技术对现有流程进行仿真与优化，改善服务流程，优化资源配置，以缩短患者等候时间，从而提升医患关系质量。本研究突破了以往研究仅从定性角度改善医患关系的局限性，拓展了该领域的研究思路。

本研究的实践意义在于：

（1）全面梳理医患关系质量驱动因素，帮助医院有效提升医患关系质量

本研究采用问卷调查法、关键事件法、内容分析法，整合患者视角和

医院双重视角探究医患关系质量驱动因素，比较双方认知的差距，帮助医院发现医患双方对医患关系质量驱动因素认知方面的差异，全面认识患者不满后的行为反应，为医院有的放矢地优化医患关系质量提供依据。

（2）构建门诊服务接触质量测量量表，为医院科学监测服务质量提供依据

本研究以服务接触理论为理论基础，运用文献研究法、关键事件法、专家法，构建了具有中国医疗服务特色的门诊服务接触质量测量量表，为医院科学监测门诊服务接触质量，识别质量瓶颈，以进行针对性的改善提供依据。

（3）识别门诊服务接触质量三类要素，帮助医院有效地进行资源配置

服务接触质量中的各质量要素对医患关系质量的影响程度不尽相同，本研究基于 Kano 模型理论，运用问卷调查法和调节回归方法，识别门诊服务接触质量中的魅力质量要素、一元质量要素和必备质量要素，帮助医院将有限的资源运用到对医患关系质量贡献最大的要素上。

（4）剖析门诊服务接触质量对医患关系质量驱动机理，为医院提升医患关系质量提供理论依据

本研究剖析了门诊服务接触质量各维度对医患关系质量及患者再就医意愿的驱动机理，探讨了患者健康状态、感知医疗费用及转移障碍的调节作用，为医院在不同情境下提升医患关系质量提供了理论依据。

（5）运用离散事件系统仿真技术优化服务流程，为医院进行实际操作提供了新思路

本研究以成都某医院超声科为研究对象，运用 Arena 仿真软件对现有服务流程进行仿真，通过优化资源和流程，提升服务系统接触质量，从而优化医患关系质量。该研究流程与研究结论为其他医院优化医技科室服务流程与资源配置提供了操作依据与策略建议。

1.4　研究内容和方法

1.4.1　研究内容

（1）理论研究和文献分析

本研究对服务接触理论、医患关系质量相关研究成果进行了系统梳理，从研究视角、研究对象、研究内容等方面进行了深入、系统的总结，掌握了该领域相关研究的最新动态。我们以 S-O-R 理论为分析框架，结合线索理论，着重分析了医患关系质量驱动因素、医患关系质量效应研究的主要进展和尚需解决的问题，在此基础上提出了本研究的切入点。

（2）医患双视角的医患关系质量驱动因素分析

我们基于认知偏差理论、选择性知觉理论、服务差距理论、顾客期望理论，运用关键事件法、问卷调查法和内容分析法，分别从患者视角和医院视角探究医患关系质量驱动因素，以及医患双方对不满的患者行为反应的认知，并比较两者之间的差异。以往研究往往从患者或医院的单一视角探究医患关系质量驱动因素，两者对该问题的认知是否存在差异不得而知。本研究整合医患双重视角进行研究，弥补了以往单视角的不足，帮助医院认识医患双方对该问题认知的不对称性，识别患者最为关注的问题，为改善医患关系提供突破口。

（3）门诊服务接触质量测量量表本土化开发

本研究基于服务接触理论，综合运用文献研究法、关键事件法、专家法等研究方法，根据中国医院门诊服务的特征，从有形环境接触、医务人员接触、服务系统接触三个方面构建门诊服务接触质量测量量表，为探究门诊服务接触质量各维度对医患关系质量驱动机理奠定基础。

（4）门诊服务接触质量三类质量要素识别

我们以 Kano 模型为理论基础，以前面开发的门诊服务接触质量测量量表为依据，运用问卷调查法，收集患者对门诊服务接触质量的评价及总体满意度感知数据，运用调节回归方法，识别对满意度贡献度最大的魅力质量要素，分离与满意度呈线性关系的一元质量要素，萃取保证患者不会不满意的必备质量要素，从而为医院在优化医患关系质量中，合理配置资源提供依据。

（5）门诊服务接触质量对医患关系质量驱动机理研究

本研究以 S-O-R 理论及线索利用理论为基础，构建了门诊服务接触质量对医患关系质量及患者再就医意愿的驱动机理模型，重点分析以下三个问题：①探究门诊服务接触质量各维度，包括有形环境接触、医务人员接触、服务系统接触，对医患关系质量及再就医意愿的影响；②分析医患关系质量在门诊服务接触质量对患者再就医意愿影响中的中介作用；③验证患者健康状态、感知医疗费用及转移障碍在其中发挥的调节作用。

（6）基于离散事件系统仿真技术的服务流程与资源优化研究

医院"看病难"的问题主要体现为病人多、挂号难、等待时间长，医院的资源具有有限性，我们需要在现有的资源条件下，进行服务流程再造。因此，本研究从服务系统接触质量提升视角提出医患关系质量优化的方案。具体做法是通过个案研究，以成都某医院超声科为研究对象，基于离散事件系统仿真技术和优化决策理论，运用 Arena 仿真软件对超声科就诊流程、等候时间、资源耗用情况进行仿真，识别引致拥堵的瓶颈，通过重新调度住院病人检查时间、调整资源配备等手段对服务流程进行优化。

1.4.2　研究方法

（1）文献研究法

本研究对服务接触、医患关系质量相关理论进行了系统、全面的收集、整理与分析，总结已有研究的重要发现，识别现有研究的不足，从而找到本研究的切入点及拟解决的关键问题，找到适合本研究的理论体系，形成本研究的理论分析框架，明确了本研究的研究思路和技术路线。

（2）关键事件法

本研究通过关键事件法收集影响患者满意与不满的关键事件，并对这些事件进行编码分析，从而识别影响医患关系质量的因素。同时，关键事件法获得的数据，也是构建门诊服务接触质量测量量表的题项来源。

（3）内容分析法

我们通过开放式问卷调查对医院各级工作人员进行了深入调查，以从医院视角探究医患关系质量驱动因素。内容分析法用来对开放式问卷搜集的数据进行编码、分析，从而从制度、医院、患者、社会等层面明晰影响医患关系质量的因素。

（4）专家法

我们邀请了医院管理方面的理论专家和实践专家，对门诊服务接触质量测量题项库中的题项进行分析，实现对测量题项的描述方式的优化以及题项的初步净化。

（5）问卷调查法

本研究遵循问卷设计的基本原则和程序，以研究的理论框架为指导，编制门诊患者就医体验调查问卷，确保问卷具有较高的信度与效度。问卷调查得到的数据用于识别门诊服务接触质量魅力要素，以及验证门诊服务接触质量对医患关系质量的驱动机理。

（6）现场调查法与访谈法

本研究采用现场调查法与访谈法，识别案例医院——成都某医院门诊部服务接触质量中的瓶颈，确定研究对象。通过搜集超声科的患者数据和资源数据，形成离散事件系统仿真与优化的基础数据，从流程再造与资源配置优化的视角探究医患关系质量提升策略。

（7）数据分析法

本研究中使用到的统计分析技术主要包括信度分析、验证性因子分析、回归分析、方差分析等，主要采用的统计分析软件是 SPSS12.0 和 A-MOS12.0。

1.5 技术路线和结构安排

本研究的技术路线如图 1-1 所示。

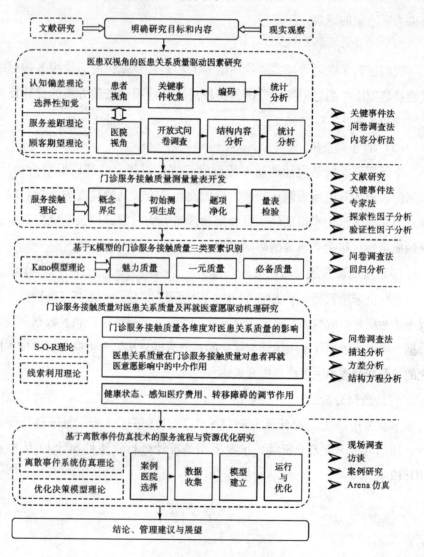

图 1-1 研究技术路线图

本研究的结构安排如图 1-2 所示。

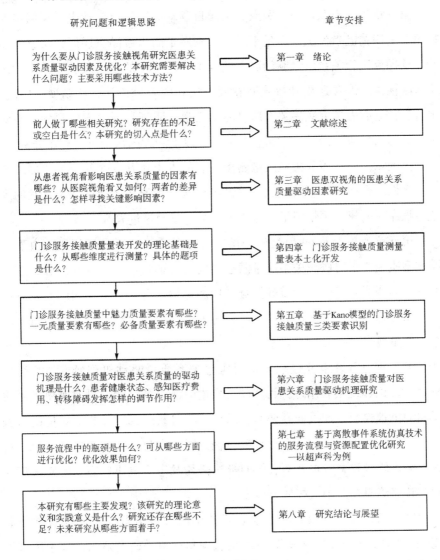

研究问题和逻辑思路　　　　　　　　　　　　　　　章节安排

为什么要从门诊服务接触视角研究医患关系质量驱动因素及优化？本研究需要解决什么问题？主要采用哪些技术方法？ → 第一章　绪论

前人做了哪些相关研究？研究存在的不足或空白是什么？本研究的切入点是什么？ → 第二章　文献综述

从患者视角看影响医患关系质量的因素有哪些？从医院视角看又如何？两者的差异是什么？怎样寻找关键影响因素？ → 第三章　医患双视角的医患关系质量驱动因素研究

门诊服务接触质量量表开发的理论基础是什么？从哪些维度进行测量？具体的题项是什么？ → 第四章　门诊服务接触质量测量量表本土化开发

门诊服务接触质量中魅力质量要素有哪些？一元质量要素有哪些？必备质量要素有哪些？ → 第五章　基于Kano模型的门诊服务接触质量三类要素识别

门诊服务接触质量对医患关系质量的驱动机理是什么？患者健康状态、感知医疗费用、转移障碍发挥怎样的调节作用？ → 第六章　门诊服务接触质量对医患关系质量驱动机理研究

服务流程中的瓶颈是什么？可从哪些方面进行优化？优化效果如何？ → 第七章　基于离散事件系统仿真技术的服务流程与资源配置优化研究——以超声科为例

本研究有哪些主要发现？该研究的理论意义和实践意义是什么？研究还存在哪些不足？未来研究从哪些方面着手？ → 第八章　研究结论与展望

图 1-2　结构安排

第一章为绪论。主要介绍研究背景、核心理论介绍与核心概念界定、研究目的与研究意义、研究内容、研究方法、技术路线、结构安排及其创新点。

第二章为文献综述。主要围绕国内外医患关系质量及医疗服务接触质量的研究现状进行了相关概念内涵、测量维度、前因变量、结果效应等方面的系统梳理、总结与评述，指出了现有研究中尚待解决的问题，并进一

步确定了研究切入点。

第三章为医患双视角的医患关系质量驱动因素研究。首先，采用患者视角，运用关键事件法，立足于医患关系质量的患者满意层面，从患者体验角度探究医患关系质量驱动因素及其不满的患者的行为反应。其次，采用医院视角，综合运用开放式问卷调查法和内容分析法，从制度、医院、患者、社会方面探究医患关系质量驱动因素，明晰从医院方面观测到不满患者的行为反应。最后，对医患双方关于以上问题的认知进行对比分析。

第四章为门诊服务接触质量测量量表的本土化开发。基于服务接触理论，我们综合运用文献研究法、关键事件法、专家法，遵循量表开发的规范性程序，构建中国情境下门诊服务接触质量测量量表。

第五章为基于 Kano 模型的门诊服务接触质量三类要素识别。由于不同类型质量要素对医患关系质量满意维度提升的贡献程度存在差异，该研究将以第四章开发的门诊服务接触质量测量量表为基础，运用问卷调查法搜集患者感知数据，通过调节回归分析方法，识别门诊服务接触质量中的魅力质量要素、一元质量要素和必备质量要素。

第六章为门诊服务接触质量对医患关系质量驱动机理研究。我们以 S-O-R 理论和线索利用理论为基础，构建门诊服务接触质量对医患关系质量驱动机理模型，通过问卷调查、结构方程分析、回归分析，验证门诊服务接触质量各维度，包括有形环境接触、医务人员接触、服务系统接触对医患关系质量和患者再就医意愿的影响路径及患者健康状态、感知医疗费用和转移障碍在其中发挥的调节作用。

第七章为基于离散事件系统仿真技术的服务流程与资源配置优化研究——以超声科为例。我们以成都某医院超声科为研究对象，基于离散事件系统仿真技术，以资源优化模型理论为基础，通过 Arena 仿真软件，对超声科患者就诊流程及等待时间进行仿真，从住院患者检查时间调整、资源优化角度提出相应的对策建议。

第八章为研究结论和展望。主要对本研究的重要研究结论进行总结，讨论研究结论的理论贡献和实践启示，同时提出本研究的局限性和未来研究展望。

1.6　研究的创新点

本研究的创新之处主要体现在以下五个方面：

（1）整合医患双视角，系统探究医患关系质量驱动因素，突破了已有研究从单一视角分析的局限性

本研究首先采用患者视角，基于患者的就医体验，以医患关系质量中的患者满意为切入点，从服务质量和医疗费用角度分析医患关系质量驱动因素。另外，采用医院视角，归纳出影响医患关系质量的制度因素、医院因素、患者因素和社会因素。在此基础上，剖析医患之间认知的差异，识别出服务接触质量是影响医患关系质量的关键因素，对已有研究进行有效补充。

（2）根据中国医疗服务特征，开发了本土化的门诊服务接触质量测量量表

科学有效的门诊服务接触质量测量量表是识别门诊服务接触质量魅力要素及探究门诊服务接触质量对医患关系质量驱动机理的基础。虽然印度学者开发了门诊服务接触质量测量量表，但由于服务情境的差异，不能直接引用，需要进行本土化开发。本研究以服务接触理论为基础，运用文献研究法、关键事件法、专家法，严格遵循量表开发的程序，形成了包含有形环境接触、医务人员接触、服务系统接触三个维度的本土化的门诊服务接触质量测量量表。

（3）将 Kano 模型的思想引入门诊服务领域，识别了服务接触质量三类要素

Kano 模型在一般服务领域被广泛使用，而在医疗服务领域的运用较少，虽然我国已有学者尝试将其运用至中国的门诊服务中，然而由于其采用分析方法的局限性，影响了研究结论的有效性。本研究以自行开发的门诊服务接触质量量表为基础，采用调节回归方法，识别魅力质量要素、一元质量要素和必备质量要素，为优化门诊服务接触质量奠定了基础。

（4）突破以往研究从患者满意或患者信任单视角探究门诊服务接触质量对医患关系质量影响的局限性，整合患者满意或患者信任双维度进行系统研究

已有研究重点关注医疗服务质量对患者满意的影响，而患者信任在决定患者行为方面亦发挥着重要作用。本研究整合患者满意和患者信任双维度，以门诊服务为研究对象，基于 S-O-R 理论、线索利用理论，构建门诊服务质量对医患关系质量的驱动机理模型，剖析门诊服务接触各维度（有形环境接触、医务人员接触、服务系统接触）对医患关系质量及再就医意愿的作用路径，探究患者健康状态、感知医疗费用、转移障碍的调节作用。弥补了现有研究过度关注患者满意而忽略医患关系质量中的信任要素的不足。

（5）运用离散事件系统仿真技术，以优化服务流程与资源配置为突破口，提出医患关系质量优化策略

本研究引入离散事件系统仿真技术及资源优化理论，以成都某医院超声科为研究对象，运用 Arena 软件对超声科就诊流程进行仿真，识别服务流程中的瓶颈，并从住院患者检查时间调整、资源优化配置角度提出策略建议，对其他医院医技科室进行服务流程再造具有借鉴意义。

2 文献综述

本章将对医疗服务接触和医患关系质量领域的国内外研究成果进行系统梳理与总结，主要包括对医疗服务特征和门诊服务特殊性的梳理、医疗服务接触质量的测量研究、医患关系质量的影响因素研究、医患关系质量的效应研究。然后，从研究内容、研究视角等角度对国内外研究现状进行评价，指出已有研究尚未解决的问题及其存在的局限性，从而引出本研究的切入点。

2.1 医疗服务概述

2.1.1 服务与医疗服务的界定

服务和商品（有形商品）最本质的区别在于"商品是一种物品、一种器械或一样东西"，而服务是"一种活动、一次表演或一项努力"（Berry，1980）。Gronroos（2000）对服务进行了详尽而深入的表述，认为服务是由一系列无形性的活动构成的过程，该过程包含顾客与雇员、有形资源的互动，这些有形的资源（或是有形产品、有形系统）被作为解决顾客问题的方案提供给客户。

医疗服务是服务的特殊形式，我国学者黄敏（2003）将其界定为：医疗服务是医疗服务机构以患者及特定的社会人群为主要服务对象，以医学技术为基本服务手段，提供满足患者需要的医疗保健，从而产生实际利益的医疗产出和非物质形态的服务。

2.1.2 医疗服务特征

与其他类型的服务一样，医疗服务具有无形性、难以分离性、可变性和易逝性等基本特性。但由于医疗服务的特殊性，除了具备以上四个共性之外，医疗服务还具有独特性，主要表现为以下七个方面：医疗服务的专业性和复杂性、医患信息的不对称性、医疗服务的高风险性、医疗服务的高接触性、服务需求的差异性、服务对象的负向情绪性、服务对象的高期望性。

（1）无形性

Shostack（1977）根据有形产品和无形服务的结合程度将产品分为四种类型：①纯粹的有形产品（如水果、杯子），该类型的产品不带任何附加服务；②附加一定服务的有形产品（如冰箱、电视），销售的标的物虽然是有形产品，但企业会提供送货和安装服务；③附带实体产品的服务，虽然所提供的服务附带一些有形服务，但销售的标的物主要是无形服务，如医疗服务、航空旅行等；④纯粹的服务，所提供的无形服务中不附带任何有形产品，如信息服务、金融服务。根据 Shostack 的分类标准，医疗服务是典型的附带实体产品的服务。在医疗服务中，以无形服务为主，包括准确的诊断患者病情，根据病情和病人的身体状况给出合理的治疗方案并开具安全、有效的药物。医疗服务的无形性表现为患者在接受服务前无法看到服务的效果，但在接受服务的过程中以及接受服务后对其产生感知，服务的效果仅有部分以"客观形式"存在，如患者感觉到的治疗效果以及疾病体征的变化。

（2）难以分离性

医疗服务的难以分离性体现为病人需要参与到医疗服务的生产过程，生产过程与消费过程具有同步性。因此，患者对医疗服务质量的感知与患者的就医体验密切相关。医疗服务包括技术性服务和非技术性服务，技术性服务体现为诊疗操作的规范性、专业性及准确性，而非技术性服务体现为医务人员的服务态度、医患沟通等方面，往往会对医患关系产生重要影响。

（3）可变性

医疗服务的可变性很大，针对同样的病情，不同的医生给予的治疗方案可能存在差异，但治疗效果可能相同。即使同一医务人员、在不同的时间、不同的情境下提供的治疗方案也可能存在差异，导致治疗效果有所区别。由于患者缺乏医学专业知识，当他们发现不同医生给予的治疗方案存在差异时，往往会产生焦虑情绪，甚至会质疑医生的专业水准，由此引发纠纷。

（4）易逝性

医疗服务不能像有形产品那样被储存起来，供未来出售或消费。患者每次接受服务都是一次新的体验，并且会依据最新的体验对服务质量做出评价。因此，医院需要管理好患者和医院各要素接触的每一个瞬间，真正做到以患者为中心，才能提高患者满意度。

（5）专业性与复杂性

与其他行业的服务人员不同，医务人员专业性要求远远高于其他行业（Hill & Motes，1995），这是由医疗服务的专业性和复杂性的特征所决定的。疾病的准确诊断和有效治疗依赖于先进的医疗设备、医务人员高超的医疗技术、丰富的临床经验和高尚的医疗道德，以及临床各环节的良好配合。在此过程中，医务人员扮演着重要的角色。与其他服务不同的是，医务人员的成长具有周期性，从一名医学院学生成长为一名经验丰富的医生，需要相当长的培养时间。

（6）信息不对称性

医疗服务最显著的特征之一是医患双方的信息不对称性。由于患者医疗知识缺乏，从而将医疗决策权部分甚至全部交给了医院和医生，对医疗服务提供者具有高度的依赖性。另外，患者由于拥有的信息较少，从而迫切渴望获得病情信息与治疗方案信息，因此，对医务人员的沟通能力提出了更高的要求。

（7）高风险性

Ostrom 和 Lacobucci（1995）曾指出医疗服务具有高风险性。医疗服务的高风险性主要体现为医疗服务损害后果的难以修复性、不可更换性以及医疗效果的不确定性。与餐饮服务等一般服务不同，餐饮服务失败后，较易进行修复，而医疗服务一旦操作失误，将导致患者健康进一步受损，甚至威胁生命。另外，由于医学发展水平尚未达到精准预测和完全控制病情的程度，加之患者个体身体特征具有差异性，医务人员很难针对治疗效果做出精准预测。而患者往往对医疗技术的局限性以及医疗服务的高风险性认知不足，导致医疗纠纷时有发生。

（8）高接触性

Lovelock（2001）根据顾客与服务接触的程度，将服务分为低接触性服务、中接触程度和高接触程度三种类型。服务接触的程度对服务质量的感知具有显著影响。首先，在高接触性的服务中，顾客与服务人员的交互作用是服务得以完成的基础，服务人员的技巧和服务态度均会影响顾客体验；其次，接触程度越高，顾客对服务时间和服务响应的要求越高。而医疗服务具有典型的高接触性，因此，患者对医务人员的技术能力、沟通能力、响应能力有更高的要求。

（9）需求差异性

医疗服务与其他服务的一个重要差别在于患者的医疗服务需求存在更大的差异性。患者的疾病严重程度不同、身体条件不同、发病不同、个人特征不同、服务期望等不同，导致即使是同样的服务，不同患者所感知的服务质量也可能存在差异，从而影响医患关系。

（10）情绪负向性

医疗服务的对象与其他服务行业的服务对象存在的明显差异表现在患者的情绪具有明显的负向性特征，这种负向情绪与患者自身的健康状态具有很大相关性。大多数患者会出现忧虑、恐惧、紧张等负面情绪。因此，与一般的顾客不同，患者更希望得到医务人员的关爱、帮助与尊重。

（11）高期望性

由于医疗服务的满足与患者的生命健康息息相关，因此患者对医疗服务的期望远远高于其他行业。因此，患者在选择医疗服务时，会优先考虑技术水平，而抑制其他方面的需求。一旦诊疗效果达不到预期，患者就会产生不满情绪，即使诊疗效果已经超过医生期望。

2.1.3 门诊服务的特殊性

门诊服务与住院服务是医疗服务的重要构成部分，门诊服务与住院服务相比，其差异点主要体现在以下几个方面：①门诊患者与住院患者相比，病情相对较轻，因此对服务的要求更高；②门诊服务流程相对住院流程更加复杂，患者的卷入程度更高，接触的流程节点更多，因此，门诊患者对服务系统接触质量的要求高于住院患者；③门诊患者对就诊效率的要求更高。由于大多数门诊患者往往是当天看病、当天回家，因此对就诊效率的要求更高。

2.2 服务接触质量研究回顾

2.2.1 服务接触的内涵

服务的基本特征表现为生产和消费的同步性。患者，作为特殊的顾客，需要参与医疗服务，通过与医疗服务中各个要素的接触，形成就医体验和判断医疗服务质量的线索。国内外学者对服务接触的界定提出了各自的主张，至今尚未达成一致，但可将其归纳为两种类型：基于人际互动的服务接触及基于广义交互的服务接触（王建玲，等，2008）。

一是基于人际互动的服务接触。早期服务接触的研究，主要从人际互动的视角探究顾客及服务提供者之间的交互作用。法国学者 Pierre Eiglier 和 Ericlangeard（1977）在其提出的"服务生产模型"中，将服务接触界定为顾客与服务人员之间的交互。Czepiel，Solmon 和 Surprenant（1985）主张服务接触是服务情景中，服务提供者和服务接受者之间面对面的互动。Surprenant 和 Solomon（1987）认为服务接触是介于顾客和服务提供者之间的双向互动。以上学者均将服务接触局限于顾客和员工间的人际接触。

二是基于广义交互的服务接触。Shostack（1985）将服务接触定义为顾客与服务企业（包括硬件设施以及其他一切有形物）的所有交互。Lewis 和 Entwistle（1990）则将服务接触分为顾客与服务设施或环境的接触以及顾客与员工的互动两个方面。Bitter（1992）的研究指出，服务一般是生产与消费同时进行，顾客通常在组织的实体设施中体验全过程的服务，强调服务接触的对象不仅包括顾客与服务提供者之间的人际互动，还应包括企业其他非人为因素。Lockwood 和 Andrew（1994）也认为服务接触除了人际互动之外，还包括其他有形和无形的因素，如与顾客接触的员工、实体环境等。顾客与其他顾客的互动关系（Customer-to-Customer Interaction，CCI）经常被忽视，而越来越多的实证研究表明，顾客间的互动广泛存在于服务行业中（范秀成，1999），顾客间的交互关系极大地影响着顾客对服务体验的满意程度，也会影响到顾客对服务的整体评价。

2.2.2 服务接触的主要模型

服务接触的理论研究起步于 20 世纪 80 年代，国内外学者们逐步对服务接触理论进行了深化与扩展，形成了 5 大服务接触理论模型，分别为服务剧场理论、服务角色理论、服务接触三元模型、服务生产系统模型和服务接触扩展模型。

（1）服务剧场理论

Grove 和 Fisk（1983）提出了服务剧场模型，并对服务接触进行了形象的解释，将服务的提供比喻为戏剧表演，而演员（服务主体——员工）、观众（体验主体——顾客）、舞台设计（服务环境、服务设施等）及前后台互动的结果则综合影响整体效果，如图 2-1 所示。服务剧场模型生动形象地展示了服务过程的基本特征，指出了服务互动过程中的要素，但仅强调了服务主体与顾客之间的互动，而忽略了其他重要因素所产生的影响。

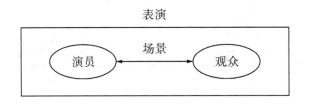

图 2-1　服务剧场模型

（2）服务角色理论

美国学者 Solomon 等于 1985 年提出了服务角色理论，认为服务的显著性特征是其目的性和任务导向性，即每次交易都要达成特定的目标，并且各方都要扮演不同的角色。在服务场景中，角色一致性对顾客满意具有决定作用。角色理论包括角色期望和角色制定两个方面：角色制定者告诉角色扮演者应扮演什么角色和如何扮演，上司和顾客都会成为角色制定者。在服务体验中，角色扮演者的行为方式与周围人对该角色的期望匹配程度成为判断服务质量的重要线索。在医疗服务中，患者期望医生能详细解释病情，给出合理的治疗方案。如果由于患者多，医生无暇顾及，匆匆给出诊断结论，患者将会感到失落，对服务质量的感知会相应降低，容易产生不满情绪。

（3）服务接触三元模型

Bateson（1985）对服务场景概念进行了拓展，提出了服务组织的概念，并将其纳入服务系统之中，构建了服务接触三元模型。Bateson（1985）认为服务接触由三个要素构成，即顾客、与顾客接触的员工以及服务组织，其中，服务组织提供顾客所需要的资源及有形环境，以上三个要素相互影响和相互制约，存在协同效应，如图 2-2 所示。有效的服务接触既需要满足顾客的需要，以提高顾客满意度；又需要考虑员工的需要，以提升员工的满意度；还应符合组织目标，提高服务效率，降低运营成本。当三方协同时，才能提升组织的竞争力。

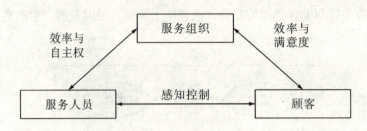

图 2-2　服务接触的三元模型

（4）服务生产系统模型

Gronroos 于 1990 年提出了服务生产系统模型，将企业使命和服务理念纳入服务设计的范畴，亦考虑了顾客期望对接触系统体验的影响，是迄今为止对服务接触研究最为深入和详尽的模型，如图 2-3 所示。Gronroos（1990）认为服务传递系统包括前台、后台、服务接触三个部分：前台是指顾客可视部分，包括服务人员、设备、设施等；后台是顾客不可见部分，包括企业使命、服务理念、核心技术和后勤服务系统；服务接触是指前台中，与顾客进行直接互动的部分。服务传递过程中，前台和后台的交互作用形成了服务接触中各种互动事件。

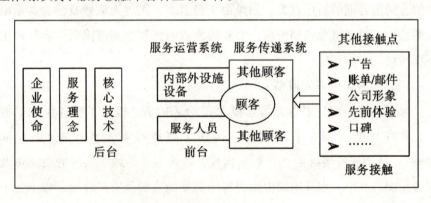

图 2-3　服务生产系统模型

（5）服务接触扩展模型

基于以上学者的研究，我国学者范秀成（1999）提出了扩展的服务接触模型，认为服务过程中，顾客除了与服务人员以及设备设施存在交互作用外，还与其他顾客之间存在交互作用，从而将服务接触分为七种类型，包括：顾客与服务人员的接触、顾客与服务系统的接触、顾客与服务环境的接触、服务人员与系统的接触、服务人员与环境的接触、服务系统与服务环境的接触、顾客与顾客之间的接触。在以上交互作用中，人际交互的意义更为突出。由于参与交互的要素的作用不尽相同，有的服务交互中，服务组织占主导地位，有的是服务人员占主导地位，也有的是顾客占主导地位。该模型综合考虑了众多主要交互要素与交互作用，引起了国内外学者的关注。

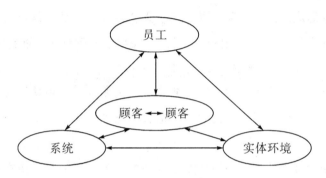

图 2-4　服务接触扩展模型

2.2.3　服务接触质量与服务质量的关系

2.2.3.1　服务质量与医疗服务质量的内涵

服务质量的研究始于 20 世纪 80 年代初，服务管理北欧学派代表学者 Gronroos（1982）以认知心理学作为理论基础，提出顾客感知服务质量的概念，将其定义为服务期望（Expectation）与感知实际服务绩效（（perceived performance）之间的比较，只有当感知实际服务绩效大于服务期望时，顾客感知服务质量才好。服务管理北美学派代表学者 Parasuraman，Zeithaml 和 Berry（1985，简称 PZB）将感知服务质量界定为"有关服务优势的总体判断或态度"，并将感知"服务绩效"修正为"感知服务"（perceived service）。但 Robert 等（1998）认为，服务绩效（service performance）与顾客对该服务绩效的感知（perceptions）存在差异，倡导学者们对绩效与感知之间的关系进行探究。如今，学者们往往将"服务绩效"与"服务期望"进行比较，判断顾客感知服务质量的水平。

由于医疗服务行业的特殊性，目前学术界对于医疗服务质量的界定尚未达成一致。美国 OTA（Office of Technology Assessment）于 1988 年提出："医疗服务质量是指利用医学即知识和技术，在现有条件下，医疗服务过程增加患者期望结果和减少非期望结果的程度。"Donabedian 在 1988 年提出："医疗服务质量是指利用合理的方法实现期望目标（恢复患者身心健康和令人满意）的能力。"美国国家医学会对卫生服务质量的定义为：在目前的专业技术水平下，对个人和社会提供卫生服务时，所能够达到的尽可能理想的健康产出的程度。以上三个概念得到了广泛的认可，虽然表述不同，但均反映了患者导向的服务理念，突出了患者感知的重要性。

2.2.3.2 服务质量构成维度与评价体系

以 Gronroos 为代表的"北欧"观点，认为服务质量由功能质量和技术质量两个维度组成，服务的技术质量指服务结果的质量，即服务本身的质量标准、环境条件、网点设置、服务设备以及服务项目、服务时间等是否适应和方便顾客需要；服务的功能质量是指服务过程质量，指在服务过程中服务人员的仪表仪态、服务态度、服务程序及服务行为等是否满足顾客需求。Lehtinen（1982）也把它们称为过程质量和结果质量；Parasuraman 等（1988）为代表的"美国"观点，基于服务属性视角，提出服务质量由可靠性、响应性、移情性、保证性和有形性组成。Rust 和 Oliver（1994）提出服务质量三因素模型，认为服务质量涉及服务产品、服务传递和服务环境三个因素。在 Gronroos 提出的模型基础上，Michael K. Brady 和 J. Joseph Cronin Jr.（2001）提出了一个新整合的服务质量概念模型。此模型分三级维度，整体服务质量的一级维度分别是交互质量、有形环境质量和结果质量，交互质量的子维度分别是员工态度、行为和专业技能，有形环境质量的子维度是周边条件、设计和社会因素，结果质量的子维度是等待时间、效用和有形物。

由于医疗服务行业具有特殊性，大量学者根据医疗服务行业特征，对医疗服务质量评价体系进行了探究，本研究对此进行了梳理，如表 2-1 所示。由表 2-1 可以看出，国内外关于医疗服务质量评价体系研究主要集中于医院整体服务或住院服务，对门诊服务的关注相对较少，且多从医疗服务属性视角对服务质量进行评价。

表 2-1　　　　　　　　医疗服务质量评价体系梳理

评价主体	范畴	评价维度	作者
医院	医院整体服务	要素质量、环节质量和终末质量	马骏，1986
卫生管理部门	医院整体服务	医院工作质量、医疗环节质量和医疗服务终末质量	中国质量协会、国家标准化协会企业标准化专业委员会
医院	医院整体服务	测定卫生目标、简单描述目标取得的进展、测量与判断目标所取得的效果、衡量目标所取得的社会与经济效益、对今后的工作提出建议	美国公共卫生学会
医院	医院整体服务	平等性指标；改善健康、减少疾病及其后果的指标；促进健康的生活方式的指标；保证健康的生活环境的指标；适当的医疗保健指标；知识的发展和其他指标	世界卫生组织欧洲办事处
患者	医院整体服务	搜索（Search Attribute）、信任（Confidence Attribute）、经验（Experience Attribute）	StephenJ. O Connor，等，2000
患者	医院整体服务	有形性、可靠性、响应性、保证性、移情性	Emin Babakus and W Glynn Mangold，1992
患者	医院整体服务	反应性、保证性、沟通性、纪律性和医护人员受贿情况	Syed Saad Andaleeb，2001
患者	医院整体服务	关心与尊重、效果与连续性、适宜性、信息、效率、饮食、第一印象、配送	Victor Sowe，2001
医院	医院整体服务	医疗服务组织的基础设施、医疗服务组织药品质量及管理质量、技术质量、医务人员的责任心、对医疗服务组织的信任感	浙江大学管理学院《医疗服务质量及其评估研究》课题组
医院、患者	医院整体服务	运用模糊综合评估方法，从医院整体环境、医院服务态度、医疗安全性、医院行政服务措施四个维度对医疗服务质量进行评价	王恕，汪定伟，2004
患者	住院服务	医疗结构、医疗过程、医疗结果	Donabedian，1978
患者	住院服务	对患者的服务（Output）、服务过程（Process）和结果（Outcome）	仓田正一

表2-1(续)

评价主体	范畴	评价维度	作者
患者	住院服务	准入性、护理和日常生活的照顾情况、医疗服务、信息和医院环境	Phi Linh Nguyen Thi, 2002
患者	住院服务	入院流程、护理服务、医生服务、员工服务、饮食、房间	Koichiro Otani, 等, 2010
患者	住院服务	有形性、可靠性、响应性、保证性、移情性	陈学涛, 2009; 张磊, 2010
患者	住院服务	有形性、可靠性、响应性、保证性、移情性、经济性、信任性	牛宏俐, 2006
患者	住院服务	有形性、可靠性、响应性、保证性、移情性、经济性、廉洁性	任继树, 2006
医院、患者	住院服务	医务人员、医院设备与环境、医院管理与医疗过程	薛培, 2009
患者	门诊服务	拜访时间信息、准时看诊、员工的专业性、员工的服务意识、检查及结果信息、诊疗及效果信息、诊疗方案选择信息、疾病可能的结果信息、隐私保护、检查及治疗效果、总体感受	Hannele Hiidenho-vi, 等, 2001
医院	门诊服务	门诊医疗服务过程质量（包括病史采集、体格检查、实验室检查与辅助检查、诊断、处理、与患者的沟通能力和病史书写总体质量）、就诊时间、医疗费用和患者满意率	李霞, 薛迪, 丁瑾瑜, 等, 2003
患者	口腔医疗服务	时间性、安全性、有效性、经济性、社会性、保密性	陈民栋, 陈水易, 卢向南, 2002
患者	门诊服务	有形性、善意性、专业性、响应性、经济性	黄静宜, 2010
患者	门诊服务	挂号质量、诊断质量、缴费质量、取药质量	凌娟, 2011
患者	门诊服务	医生质量，检查、检验人员质量，前台工作人员质量，等候时间	Nandakumar Mekoth, 2011
患者	未区分住院和门诊	有形性、可靠性、响应性、安全性、移情性	Laith Alrubaiee, Feras Alkaa'ida, 2011

2.2.3.3 服务接触质量与服务质量的关系

通过分析服务质量的内涵以及服务质量的构成层面，我们可以发现，服务接触质量与服务质量是一对密切相关的概念，服务接触质量强调的是过程，服务质量既强调过程又注重结果，顾客对服务质量的感知有赖于其对服务接触质量的体验，具体表现为两个方面：一方面服务质量包含对服务接触要素的评价；另一方面顾客对服务质量的感知依赖于服务接触点的体验。

（1）服务质量包含对服务接触的评价

通过服务质量的构成研究综述可以看出，以 Gronroos 为代表的"北欧"观点，强调服务质量的结构性，以 Parasuraman 等为代表的"美国"观点，强调服务质量的属性与特征。虽然两者强调的重点有所区别，但服务质量构成要素中均包含了对服务接触质量的评价。且 Gronroos 特别指出过程质量即服务接触质量在服务质量感知形成过程中扮演的重要角色，甚至不少学者仅仅测量了过程质量，而忽略了结果质量。

（2）顾客对服务质量的感知依赖于服务接触点的体验

有形产品与无形服务的最大区别在于：对于有形产品而言，顾客无法参与产品的生产制造过程，通过产品的外在属性和内在属性进行产品质量判断；而对于无形服务，由于生产和消费的同步性，顾客必须参与到无形服务的生产制造过程中，顾客对服务产品感知质量的评价在很大程度上源于顾客与服务组织的接触，成为顾客评价服务质量的重要依据。

2.2.4　医疗服务接触质量的测量

目前学者们主要从以下三个视角对医疗服务接触质量进行测量：一是对服务接触要素质量进行测量，二是基于流程对服务接触点进行测量，三是对服务接触过程中的服务属性进行测量。本研究对此进行了系统梳理，如表 2-2 所示。

2.2.4.1　基于服务接触要素的测量

Koichiro Otani 等（2010）以住院服务为研究对象，从入院流程、护理服务、医生服务、员工服务、饮食、房间六个方面对医疗服务接触质量进行测量。Nandakumar Mekoth（2011）以印度门诊服务为研究对象，从医生接触、检查检验接触、前台工作人员接触、等候时间四个方面构建了医疗服务接触质量测量量表。我国学者薛培（2009）提出从医务人员、医院设备与环境、医院管理与医疗过程三个方面对住院服务接触质量进行测量。

2.2.4.2 基于服务流程中的接触点的测量

凌娟（2011）基于门诊服务流程中的接触点，构建了包含挂号、诊断、缴费、取药四个接触点的门诊服务接触质量测量量表，但遗憾的是未对量表的信度、效度检验结果进行说明。

2.2.4.3 基于服务接触中服务属性感知的测量

Emin Babakus 和 W Glynn Mangold（1992）以医院整体服务为研究对象，从有形性、可靠性、响应性、保证性和移情性对医疗服务接触质量进行了测量。Laith Alrubaiee 等（2011）从有形性、可靠性、响应性、安全性、移情性五个方面对医疗服务质量进行测量，其中安全性的内涵与保证性类似。我国学者陈民栋等基于 PZB 理论，提出了从时间性、安全性、有效性、经济性、社会性、保密性六个方面对服务接触质量进行测量的观点，但未系统构建测量量表。陈学涛（2009）、张磊（2010）等基于 Emin Babakus 等的研究，针对中国住院服务的特征，对包含以上五个属性的服务接触质量进行了修正，并验证了量表的有效性。黄静宜（2010）从有形性、善意性、专业性、响应性、经济性五个方面对门诊服务接触质量进行了测量。

服务接触质量测量研究梳理情况见表 2-2。

表 2-2 　　　　　　　　　　　　服务接触质量测量研究梳理

研究视角	范畴	评价维度	作者
服务接触要素	住院服务	入院流程、护理服务、医生服务、员工服务、饮食、房间	Koichiro Otani，等，2010
	门诊服务	医生质量，检查、检验人员质量，前台工作人员质量，等候时间	Nandakumar Mekoth，2011
	住院服务	医务人员、医院设备与环境、医院管理与医疗过程	薛培，2009
服务过程中的接触点	门诊服务	挂号质量、诊断质量、缴费质量、取药质量	凌娟，2011

表2-2(续)

研究视角	范畴	评价维度	作者
服务接触属性	医院整体服务	有形性、可靠性、响应性、保证性、移情性	Emin Babakus & W Glynn Mangold, 1992
	住院服务	有形性、可靠性、响应性、保证性、移情性	陈学涛,2009;张磊,2010
	住院服务	有形性、可靠性、响应性、保证性、移情性、经济性、信任性	牛宏俐,2006
	住院服务	有形性、可靠性、响应性、保证性、移情性、经济性、廉洁性	任继树,2006
	口腔医疗服务	时间性、安全性、有效性、经济性、社会性、保密性	陈民栋,陈水易,卢向南,2002
	门诊服务	有形性、善意性、专业性、响应性、经济性	黄静宜,2010
	未区分住院和门诊	有形性、可靠性、响应性、安全性、移情性	Laith Alrubaiee & Feras Alkaa'ida, 2011

2.3 医患关系质量研究回顾

2.3.1 医患关系质量内涵

2.2.4.1 医患关系内涵

著名的医史学家亨利·西格里斯提出,医学的目的是社会的,其目的不仅仅是治疗疾病、促使某个机体康复,还要帮助这些人调整以适应他的环境,作为社会的一份子,其行为始终涉及两类当事人:医生和病人或者更广泛的医学和社会团体,医学无非就是这两群人之间的关系。医患关系是以医疗实践为基础,以道德为核心,并在医疗实践中产生和发展的一种人际关系。它是以增进健康、消除疾病为目的,以医生为主体的人群与以求医患者为主体的人群之间的一种特定人际关系(李本富,2004)。学者们从狭义和广义两个视角对医患关系进行了界定，狭义的医患关系就是指医生和患者之间的关系；广义的医患关系是指以医生为主体的群体和以患者为主体的群体在诊疗疾病和预防保健康复中所建立的一种相互关系。随着现代医学的快速发展，医患关系的内涵也随之扩展，"医"已由单纯医生、医学团体扩展为参与医疗活动的医院全体职工；"患"也由单纯求医者、病人扩展为与之相联系的社会关系比如家属、单位甚至朋友。

2.2.4.2 医患关系质量内涵

Gummesson（1987）是早期研究关系质量的学者，其研究背景为工业品营销，认为关系质量是企业与客户互动关系的质量，是客户感知质量的构成部分，高关系质量带来客户对产品质量的正向感知，并有利于构建长期的合作关系。Crosby，Evans 和 Cowles 基于 Gummesson 的研究，于 1990年正式提出关系质量的概念，他们以人寿保险行业为研究背景，从人际关系视角对关系质量进行了研究，认为关系质量是服务人员降低顾客感知不确定性的能力。关系质量越高，意味着顾客对服务人员越信任，并且由于顾客对服务人员以往的表现满意从而对未来充满信心。随后 Legace，Dahlstrom 和 Gassenheimer 等（1991）对 Crosby 提出的关系质量内涵进行了修正，并运用至药品业务员和药师行为研究中，认为"关系质量是顾客对销售人员的信任及其对交易关系的满意程度"。

Liljander 和 Strandvik（1995）从顾客感知的视角对关系质量进行了界定，认为服务行业中的关系质量是顾客将其在关系中所感知的服务与某些内在或外在质量进行比较后所形成的认知与评价。Gronroos（2002）从关系互动视角对关系质量进行了界定，认为关系质量是顾客与服务提供者在长期的互动关系中所形成的动态的质量感知，是顾客对服务质量连续的、长期的感知过程。Henningthurau 等（2006）主张，在界定关系质量时，必须将交互的有效性、交易成本的降低、社会需求的满足等要素考虑其中，认为关系质量是关系满足顾客需求的程度。

我国不少学者也对关系质量进行了探究，并形成了各自的观点。汪纯孝等（1998）认为关系质量是顾客对企业及其员工的信任感，以及顾客对买卖双方关系的满意感。刘晓峰（2006）认为关系质量是顾客对买卖双方关系强度的整体衡量与评价，并且反映了关系满足双方需求、达到双方期望的程度。杨雪莲（2012）认为关系质量是通过重复交易建立起来的，能够为双方带来关系利益，通过企业-顾客关系水平指标来衡量。刘人怀等（2005）综合了国内外众多学者的观点，认为关系质量是感知总质量的一部分，是关系主体依据一定的标准对关系满足各方需求程度的共同认知和评价，其贡献体现为增加顾客对企业提供的产品或服务的价值，提高双方的信任与承诺，从而使双方的关系具有长期性和持续性。

基于国内外学者对关系质量的内涵研究，结合医疗服务的特征；本研究认为医患关系质量是患者通过与医院及其各构成要素进行互动，对医院及其医务人员形成的信任感，以及患者对医患双方关系的满意感。

2.3.2 关系质量构成维度

由于不同学者对关系质量的内涵界定存在分歧，关系质量构成维度亦未达成一致意见。学者们主要从 B2C 和 B2B 两个视角对关系质量构成维度开展研究。

（1）基于 B2C 视角的研究

Crosby 等（1990）认为关系质量包括信任和满意两个方面，其中信任是指顾客对销售人员的信任，满意是指顾客对销售人员及整体情况感到满意。基于 Crosby 等的研究，Storbacka，Strandvik 和 Gronroos（1994）运用新古典经济学及交易成本理论，构建了包含服务质量、顾客满意、关系力量、关系长度与关系利益等变量的关系质量动态模型，旨在从动态的角度探究关系质量对企业绩效的作用，并提出关系质量包含满意、承诺、沟通和联系四个方面。Palmer 和 Bejou（1994）根据投资服务行业的特征，提出关系质量包含关系满意、关系信任、顾客导向、销售导向、销售技能与销售道德等要素。Smith（1998）认为过多的维度划分会影响人们对关系质量本质的认知，并将其减少至信任、满意和承诺三个维度。Wong 和 Sohal（2002）在后续的研究中，认为关系质量包括信任和承诺两个方面。Roberts 等（2003）在对前人研究进行深入、综合分析的基础上提出关系质量包含满意、信任、承诺、冲突四个方面。Hsieh 和 Hiang（2004）则通过实证研究验证了 Crosby 的观点，即关系质量由信任和满意两个维度构成。我国学者韩小芸和汪纯孝（2003）提出服务行业的关系质量包括顾客满意感、顾客信任感、承诺和持续性归属感、商业友谊、情感归属感五个方面。由此可见，在 B2C 的背景下，关系质量的构成维度主要包括关系信任、关系满意和关系承诺三个方面。

（2）基于 B2B 视角的研究

在 B2B 的背景下，学者们均认为关系质量除了包含信任和承诺外，还包含其他维度的要素。Mohr 和 Spekman（1994）认为关系质量应该从信任、承诺、合作、沟通和共同解决问题五个维度进行衡量。Hennig-Thurau 和 Klee（1997）在对关系质量内涵进行研究的基础上，提出关系质量应包括顾客感知总质量、信任和承诺三个维度，其中感知总质量是由产品质量与服务质量所组成的整体感知质量。Pete Naude 和 Francis Buttle（2000）认为关系质量的好坏程度可以通过以下方面进行衡量，包括满意、信任、合作性、销售人员的能力以及购销双方各方得到的利益。Ario，Torre 和 Ring（2001）从社会交往和关系生命周期视角提出战略联盟成员间的关系质量包括关系的启动条件、关系的协商过程、伙伴互动及其外部事件等多个方面。Parsons（2002）提出企业间的关系质量维度包含承诺、共同目标及关系利益三个方面。Fynes 等（2004）以软件行业为研究背景，提出除承诺和信任外，关系质量还应包括合作和沟通。Woo 和 Ennew（2004）基于 IMP 的交互模型，提出 B2B 背景下的关系质量包括合作、适应和交互氛围三个方面。我国学者朱晓天（2008）认为企业间关系质量的核心维度除了信任、承诺和冲突外，还应包括宽容。阮平南和姜宁（2009）基于前人的研究，从社会交往的角度提出适用于组织合作的关系质量评价模型，认为关系质量包含经济、心理、沟通、管理等维度。许劲（2010）以建设工程项目为研究背景，经过实证研究提出关系质量包括信任、承诺、交流、合作以及公平五个关键架构。

目前有不少学者对医患关系质量展开研究，而深入医患关系质量维度的研究相对较少，表 2-3 是对医患关系质量结构的梳理。由于医患关系的特殊性，刘迎华（2009）在对中美医患关系进行比较研究时，并未将患者承诺纳入医患关系质量分析中，仅从患者满意度和信任度两个维度进行了分析。我国学者唐庄菊、汪纯孝、岑成德（1999）提出将患者信任分为两个层次，一个层次是针对医生，另外一个层次是针对医院。

表 2-3 关系质量构成维度梳理

研究视角	学者	满意	信任	承诺	冲突	合作	沟通	宽容	适应	公平	联系	参与	感知质量	关系利益	销售能力	销售道德	共同目标	关系持续	商业友谊	交互氛围	情感归属
B2C	Crosby, 等（1990）	√	√																		
	Storbacka, Strandvik, Gronroos（1994）	√		√			√				√										
	Palmer & Bejou（1994）	√	√	√																	
	Wong & Sohal（2002）		√	√											√	√					
	Roberts, 等（2003）	√	√	√	√																
	Hsieh & Hiang（2004）	√	√																		
	韩小芸, 汪纯孝（2003）	√	√																√		√
	刘迎华（2009）	√	√																		
B2B	Mohr & Spekman（1994）			√	√		√					√									
	Hennig-Thurau & Klee（1997）			√	√								√								
	Pete Naude & Francis Buttle（2000）	√	√												√	√					
	Parsons（2002）			√											√		√				
	Fynes, 等（2004）			√		√	√														
	Woo & Ennew（2004）					√			√											√	
	朱晓天（2008）		√	√	√			√													
	许劲（2010）		√	√			√			√											

2.3.3 医患关系质量驱动因素研究——患者满意视角

2.3.3.1 满意的内涵

Cardozo 于 1965 年率先将顾客满意度引入市场研究，其后大量学者就顾客满意内涵提出各自的观点，然而时至今日，关于顾客满意的界定学术界尚未达成一致意见。本研究通过系统梳理顾客满意研究发展过程中学者们的代表性观点，发现学者们主要从公平理论和期望-认知理论两大视角对满意度内涵进行了界定。

（1）基于公平理论的满意界定

Howard（1969）以公平理论为基础，提出满意度是指顾客通过对其所获得的报偿与其所做的牺牲进行比较，对其公平与否的一种认知状态。Churehin 和 Suprenant（1982）认为顾客满意程度取决于顾客对购买产品所获的收益及其所付出的成本（包括金钱、时间、精力等）所做的成本收益比较，其实质是购买后的结果。Parasuraman 等（1994）将顾客购买后的收益具体化，提出顾客满意是服务质量、产品质量以及价格的函数。Ostromct等（1995）认为满意与不满是一种相对的判断，需要综合考虑顾客通过消费获得的质量与利益，以及为了达成该交易所付出的成本和努力。

（2）基于期望-认知理论的满意界定

Olson 和 Dover（1976）在期望-认知理论的基础上，提出顾客满意度是期望状态与实际感知状态之间的差距。Oliver 和 Linda（1980）在 Olson 和 Dover 的基础上对满意的内涵进行了深化，认为满意是针对特定交易的情绪性反应，满意与否取决于实际的产品或服务利益与预期利益之间的一致性程度，其一致性程度越高，顾客满意度越高。Tes 和 Wiiton（1988）强调了感知的重要性，认为顾客满意度是顾客对于购买前预期与实际绩效之间感知差距的评估反应。Westbrook 和 Oliver（1991）提出满意不仅是认知反应，也是购买后的情感反应，包括正面情感和负面情感，将直接影响顾客对满意的评估。Engelet 等（1993）认为顾客满意是顾客消费后的体验，即选择方案至少比期望更好时，顾客才会满意。Kotier（2000）认为满意是一种情绪状态，是顾客通过比较感知的产品实际效果与预期效果所获得的愉悦或失落的状态。Oliver（1997）在自己以往研究的基础上，提出了满意形成的阶段，认为顾客可以在每一个交易阶段评估满意度，也可以在最后结束阶段进行整体性评估。阶段性评价将会影响到满意度的最终整体评价。

患者是特殊的顾客，患者满意是患者对医疗服务质量的主观判断，是患者通过比较医疗服务的期望和实际感知后，产生的一种认识与情绪反应（Johansson，等，2002），影响患者满意度，以及是否选择和是否会向他人推荐该医院（Koichiro Otani, Richard S. Kurz, Lisa E. Harris, 2005; Zaslavsky，等，2000；修燕，2013）。

2.3.3.2　患者满意影响因素研究

（1）个人特征

Baker 和 Crompton（2000）认为顾客满意会受到一些外部事件的影响，如顾客固有的情绪、性格以及需求等，而这些因素通常都不会受服务提供者的服务影响。在医疗服务领域，学者们的研究表明，年龄、性别、种族、教育水平均会对满意度产生影响（Andersen，Kravits，Anderson ，1971；Apostle & Oder ，1967；Bertakis，Roter，Putnam，1991；Dolinsky，1997；Dolinsky & Caputo，1990；Fox & Storms，1981；Hulka，等，1975；Kaim-Caudle & Marsh，1975；Linn，1975；Meng，等，1997；Sullivan，1984）。Otani 等（2012）的研究表明，患者健康状态对满意度感知具有调节作用。

（2）顾客期望

在满意度理论研究中，期望-认知理论是主流观点，在营销实践中广为运用。Oliver（1980）对此曾进行系统论述，并提出期望不一致模型，用以解释顾客满意的心理形成机制。该模型认为顾客期望与感知绩效是影响顾客满意的关键要素，当顾客期望超过实际感知绩效时，顾客就会不满意；当顾客期望与实际感知绩效一致时，顾客即不会不满意，也不会满意；而只有当感知绩效超过预期时，顾客才会产生满意感。

在其后提出的经典满意度模型中，包括瑞典顾客满意晴雨表（SCSB）、美国顾客满意指数（ACSI）、欧洲顾客满意指数（ECSI）、中国顾客满意指数（CCSI）、挪威新顾客满意度指数 NCSB）五个经典模型，均将顾客期望作为影响顾客满意的重要前因变量。

（3）医疗服务质量

Oliver（1980）认为无论是顾客期望还是实际绩效均会对顾客满意度产生影响，并且两者之间比较的差异影响顾客满意。而 Churchin 和 Surperenant（1982）的观点却相反，他们认为顾客满意度仅受绩效的影响，而与期望无关。Gronroos（2000）提出，服务质量是影响顾客满意和不满的重要前置变量，顾客首先对服务质量进行感知，其次再对服务产品形成满意或不满的评价。

在医疗服务领域，也有不少学者探究了服务质量与满意度之间的关系，且认为服务质量是影响患者满意的重要前因变量，但在服务质量与患者满意的关系特征方面存在分歧。目前，关于服务质量与满意度的研究多探讨服务质量与患者满意的线性关系。例如，已有一些学者分析医疗服务属性，如护理服务、医生诊疗、入院流程、出院流程对患者满意度的作用，以识别哪些属性对整体满意度产生影响（Dansky & Brannon，1996；Oswald，等，1998；Ross，Steward，Sinacore，1993；Ware，Snyder，Wright，1976；Ware，等，1978；Koichiro Otan，Brian Waterman，Kelly M. Faulkner，等，2010）。Dawn Bendall-Lyon 和 Thomas L. Powers（2004）对 635 名患者进行了问卷调查。研究结果显示，结构质量（structure）和过程质量（process）对患者总体满意具有显著影响，且影响程度相当，其研究结论与 Cohen（1996）和 Ross 等（1993）的早期研究存在矛盾。Cohen（1996）和 Ross 等（1993）的研究均发现过程质量对患者满意的影响大于结构质量。

Nandakumar Mekoth 等（2011）基于服务接触质量，以印度医疗服务市场为研究情境，识别出了过程质量中的医生质量和实验室质量与患者满意显著相关，而挂号处及门诊员工的态度以及感知的等待时间长度与患者满意没有显著相关性。Laith Alrubaiee 和 Feras Alkaa'ida（2011）基于 SERVQUAL 模型对医疗服务质量进行测量，并验证了医疗服务质量对患者满意具有显著正向作用。Brian J. Chan 和 MD 等（2017）以眼科急诊患者为研究对象，发现等待时间负向影响患者满意。我国学者陈学涛（2009）、周绿林（2014）的研究亦表明，服务质量属性对患者满意具有显著正向影响。谭华伟等（2015）发现住院患者感知的医疗服务质量各维度与总体满意度呈强正相关关系。张建洁等（2018）研究表明，患者就医体验过程中的就医环境舒适性、就医费用合理性、服务态度友善性及诊疗过程质量的规范性都会对患者的整体满意评价有积极的促进作用，而患者就医等待时间体验对患者满意评价影响不显著。

另外一些学者探究了医疗服务属性与总体满意度之间的非线性关系。Kano（1979）将赫兹伯格（1959）的激励-保健双因素理论引入质量管理领域，提出质量的激励和保健要素。1984 年，基于顾客感知与经验，Kano

提出质量认知二维模式。根据质量要素的充足程度与顾客满意度之间的关系，Kano 将产品（服务）的质量特性分为魅力质量、一维质量、必备质量、无差异质量和逆向质量。

已有研究显示降低负面效用的干预措施对满意度的提升比正面效用更有效（Otani，Harris，Tierney，2003；Otani，等，2003；Otni & Harris，2004；Otani & Kurz，2004）。Koichiro Otani 等（2009）认为医疗服务机构应当关注哪些服务属性导致患者高度满意，通过 logistic 回归分析识别出人员服务和护理服务对患者满意贡献最大。

（4）感知价值

关于感知价值的界定分为"得失说""多要素说"和"综合评价说"（白琳，2009）。以 Zeithaml 为代表的学者基于"得失说"视角对顾客感知价值进行了界定，"认为顾客感知价值是基于所得（Benefits）与所失（Sacrifices）的感知对产品效用所做的总体评价"（Zeithaml，Parasurama，Berry，1990；Monroe，1991），并对感知价值进行了细化，分为四个层次：①价值就是低价格，②价值是从产品或服务中满足需要，③价值是质量与顾客所支付的价格相称，④价值是收益与付出相称。"多要素说"认为把顾客感知价值仅仅看作是质量和价格之间的权衡就过于简单化了（Sheth，1991），并提出任何产品或服务所提供的价值都包括功能性价值、社会性价值、情感性价值、认知价值和情景价值（Sheth，Gross，Newman，1991）。Sweeney 和 Soutar（2001）通过实证研究提出了四种价值维度：一是情感价值，指顾客从商品消费的感觉和情感状态中所得到的效用；二是社会价值，指产品提高社会自我概念给顾客带来的效用；三是质量价值，指顾客从产品感知质量和期望绩效比较中所得到的效用；四是价格价值，指短期和长期感知成本的降低给顾客带来的效用。Pura（2005）研究顾客感知价值与顾客忠诚度之间的关系时，将感知价值分为货币价值、便利价值、社交价值、情感价值、认知价值。"综合评价说"则认为感知价值是顾客对产品的某些属性、属性的性能以及在具体情形中有助于（或有碍于）达到其目标和意图的产品使用结果的感知偏好与评价（Flint，Woodruf，Gardial，1997）。James F. Petrick（2002）提出感知价值包括行为成本、货币成本、情感反应、质量和声誉五个维度。

大量研究证明顾客感知价值对顾客满意存在直接影响（Patterson & Spreng, 1997；Bolton, 1998；Oliver, 1999；Bernhardt, Donthu, Kennett, 2000；Gronin, Brady, Hult, 2000；Jackie L. M. Tam, 2004；Wahyuningsih, 2005；Choong-Ki Lee, 2006；刘敬严, 2007）。以医院为研究对象，探究患者感知价值对满意度影响的研究较少。Albert Caruana 和 Noel Fenech（2005）以牙科患者为研究对象验证了患者感知价值对患者满意度的正向影响作用，这在整个医疗服务行业中是否全部适用，还有待于继续探讨。修燕等（2014）通过对 6 家医院 706 位门诊和住院患者问卷调查，发现患者感知价值对患者满意度产生正向影响。越丽霞等（2014）的研究结果也得出了相同的结论。

（5）组织文化

在医疗服务领域，亦有学者探究组织文化对患者满意产生的影响。Meterko 等（2004）的研究表明医院团队文化与患者满意之间存在正相关关系。其作用机理体现为医院团队文化会对医院员工行为产生影响，并通过与患者的互动，将医院文化传递出来，从而对患者满意度产生影响。

（6）消费情感

Dube 和 Menon（2000）构建了顾客感知绩效、消费情感和顾客满意的关系模型，探究了消费情感与顾客满意之间的内在关系。研究表明顾客在满意形成过程中，不仅关注预期目标的实现程度，还会通过目标实现过程中消费情感变量对满意度进行影响。Krampt 等（2003）通过实证研究，证实了感知质量和情感对顾客满意都起作用的观点：①感知质量越高，情感对顾客满意的解释能力越强；②低感知的服务中，感知质量对顾客满意的影响比情感的影响大。我国学者苏秦、崔艳武、张弛（2008）、刘清峰（2006）、温碧燕等（2004）也开始研究消费情感和顾客满意的关系。Laurette Dube, Marie-Claude Belanger 和 Elyse Trudeau（1996）将患者情绪分为积极情绪、消极情绪，其中消极情绪又包括情境性消极情绪与其他归因的消极情绪。研究显示，患者情绪影响患者满意，其中消极情绪对患者满意具有破坏作用。

（7）患者参与

顾客参与是指在产品和服务提供过程中，顾客在物质和精神上的努力和卷入（involvement）的程度，包括顾客精神上、体力上、智力上、情绪上的努力与投入（Germak，File，Prince，1994；Silpait & Fisk，1985）。耿先锋（2008）的研究表明事前的信息搜索和事中的服务体验都会增进顾客的感知控制，而顾客参与和信息搜索又通过增加感知控制来提升顾客满意。

（8）患者健康认知

张建洁等（2018）将健康体检频次作为健康认知程度的体现方式，探讨患者健康认知与患者满意之间的关系。研究结果表明，患者的健康认知会影响患者的满意评价，对于健康认知程度高的患者，其就医体验后的满意评价也高，而对于健康认知程度低的患者，其就医体验后的满意评价相对较低。因此，需要有效提升患者的健康认知，差异化管理不同健康认知程度的患者，提高医疗服务的有效传递，以此实现医患之间的共同满意。

2.3.4　医患关系质量驱动因素研究——患者信任视角

2.3.4.1　信任的内涵

20世纪70年代，国外掀起了信任研究的热潮，然而时至今日关于信任的定义尚未达成共识（Hosmer，1995）。学者们主要从社会心理学、社会学、经济学和营销学等视角对信任进行了界定。

（1）基于社会心理学视角的研究

Deusch（1958）是早期研究信任的学者，认为信任是由外界刺激决定，信任程度会随着刺激条件的变化而变化。Rotter（1967）认为信任是个体认为他人的言辞、承诺、口头或书面的陈述比较可靠，从而形成概括性期望。Bhattaeharya等（1998）在此基础上提出，信任是在不确定交往的情境下，对另一方的行为能使自己获得积极结果的期望。Wrightsman（1992）则认为信任是个体所有的，是构成个体部分特质的信念，与动机和人格相关，认为大部分都是诚意、善良和信任他人的。Sabel（1993）认为信任是一方确信另一方不会利用自己的弱点获取利益。Hosmer（1995）

则认为信任是一种非理性选择行为，由个人预期、人际关系、经济交易和社会结构四个层面构成。Dyer 和 Chu（2003）认为信任是一方对另一方诚信、能力及善意的可觉察程度的把握。

（2）基于社会学视角的研究

亦有一些学者从社会学视角对信任的内涵进行了界定。韦伯将信任分为特殊信任和一般信任，前者以血缘关系为基础，后者以信任共同体为基础。卢曼（1988）认为信任是对外部风险做的一种纯粹的内心估价，将信任分为人际信任和制度信任。科尔曼（1990）将人际信任关系纳入社会系统进行分析，认为：①人际信任以人际互动为基础；②信任关系是平等交换的前提；③信任关系的延续取决于个人与他人互动过程中的收益与损失比较；④信任关系是社会资本的形式之一，能减少监督和惩罚的成本。

（3）基于经济学视角的研究

诺斯（1994）从经济学的视角对信任的内涵进行界定，认为在信息和计算能力有限的情况下，信任降低了彼此之间相互作用的交易成本。威康姆森（1993）对信任的类型进行了细化，分为计算信任、个体信任及制度信任。

（4）基于营销学视角的研究

信任的定义起源于心理学，由于营销学中的消费行为研究起源于心理学，因此，营销界学者在对信任进行界定时，往往会提到信念和信心。Anderson 和 Narus（1990）认为在企业间互动的情境下，信任是一个企业对另一个企业的行为将会导致积极结果的信念。Walter 等（2000）则认为在企业与供应商互动的情景下，信任是一方对供应商善意、诚实，并有能力做出最有益于关系持续的行为的信念。Crosby 等（1990）以顾客与销售人员互动为研究情境，认为信任是顾客对销售人员能够考虑顾客长期利益并按其行事的信念。Morgan 和 Hunt（1994）对信任的内涵进行了界定，认为信任是对交换的另一方的可靠性（reliability）和正直（integrity）的信心。Ring 等（1992）指出信任为信任者对被信任者的诚实正直以及对他实现诺言与义务之意愿与能力的信心。

表 2-4 是不同学科视角对信任的定义。

表 2-4　　　　　　　　　不同学科视角对信任的定义

学科视角	作者	定义
社会心理学	Rotter（1967）	信任是个体认为他人的言辞、承诺、口头或书面的陈述比较可靠，形成概括性期望
	Wrightsman（1992）	信任是个体所有的，是构成个体部分特质的信念，与动机和人格相关，认为大部分人都是诚意的、善良的和信任他人的
	Sabel（1993）	信任是一方确信另一方不会利用自己的弱点获取利益
	Hosmer（1995）	信任是一种非理性选择行为，由个人预期、人际关系、经济交易和社会结构四个层面构成
	Deusch（1958）	信任是由外界刺激决定，信任程度会随着刺激条件的变化而变化
	Bhattaeharya，等（1998）	信任是在不确定交往的情境下，对另一方的行为能够使自己获得积极结果的期望
	Dyer & Chu（2003）	信任是一方对另一方诚信、能力及善意的可觉察程度的把握
社会学	韦伯	将信任分为特殊信任和一般信任，前者以血缘关系为基础，后者以信任共同体为基础
	卢曼（1988）	信任是对外部风险做的一种纯粹的内心估价，将信任分为人际信任和制度信任
	科尔曼（1990）	将人际信任关系纳入社会系统进行分析，认为：人际信任关系以人际互动为基础；信任关系是平等交换的前提；信任关系的延续取决于个人与他人互动过程中的收益与损失比较；信任关系是社会资本的一种形式，能减少监督成本和惩罚成本
经济学	诺斯（1994）	在信息和计算能力有限的条件下，信任降低了彼此之间相互作用的交易成本
	威康姆森（1993）	将信任分为计算信任、个体信任及制度信任

表2-4(续)

学科视角	作者	定义
营销学	Anderson & Narus（1990）	信任是一个企业对另一个企业的行为将会导致积极结果的信念
	Walter，等（2000）	信任是一方对供应商善意、诚实，并有能力做出最有益于关系持续的行为的信念
	Crosby，等（1990）	信任是顾客对销售人员能够考虑顾客长期利益并按其行事的信念
	Morgan & Hunt（1994）	信任是对交换的另一方的可靠性（reliability）和正直（integrity）的信心
	Ring，等（1992）	信任为信任者对被信任者的诚实正直以及对他实现诺言与义务之意愿与能力的信心

2.3.4.2 患者信任影响因素研究

（1）顾客信任影响因素研究

Crosby，Evans 和 Cowles（1990）以人寿保险行业的顾客为研究对象，探究了关系质量影响因素及其与顾客忠诚的关系，用顾客满意和顾客信任来测量关系质量，并构建了关系质量模型。研究结果显示：影响关系质量中顾客满意和顾客信任的因素包括相似性、专业知识和关系消费行为。Morgan 和 Hunt（1994）提出了承诺-信任关键中介变量模型（Key Mediated Variable Model），认为价值观、沟通、投机行为、合作、冲突和不确定性均会对信任产生影响。Hennig-Thurau 和 Klee（1997）提出了关系质量基础模型，认为在关系质量内部，顾客满意会对顾客信任产生积极影响。Anja Geigenmüller 和 Larissa Greschuchna（2011）以咨询行业为研究背景，提出组织声誉、服务沟通在顾客信任形成过程中具有显著作用。我国学者对顾客信任的影响因素也做了大量研究，具有代表性的研究成果如下：蔡蓉、周洁如（2007）基于前人研究成果，从服务营销环境、B2B营销环境和关系营销环境三个方面探讨了决定企业与客户关系质量的关键要素，其中关系质量包括信任和满意两个维度，将影响要素归纳为人际变量、环境变量和关系变量三大类，其中人际变量包括销售人员特点、关系行为，环境变量包括物质环境和顾客环境，关系变量包括共同目标、社会纽带、关系收益。田阳、王海忠等（2009）以矿泉水行业为研究对象，实证检验结果显示公司形象和社会责任对顾客信任具有显著正向影响。

在医疗服务领域，国内外学者逐步开展关于医患关系质量中信任维度影响要素的研究，研究视角可分为微观和宏观两个方面。

（2）患者信任影响因素研究——微观视角

Liyang Tang（2011）对中国 17 个省份的 3 424 位居民进行了调查。结果显示，影响患者信任的因素包括疾病严重程度、疾病的发展阶段、诊疗效果、医疗费用。Peter J. Cunningham（2009）在随机抽取了家庭横断面数据的基础上，对 32 210 有就医经历的成人进行了电话调查和入户访谈。研究发现医疗费用负担越重的患者对医生的信任越低，越不相信医生会将患者的利益放在首位，认为医生不会把他们推荐给专家，并且认为医生会做不必要的检查；医疗费用负担重的患者同样会降低对护理质量的评价；而患者享有的医疗保险类型在医疗费用负担对患者信任的影响过程中发挥调节作用，即医疗费用负担相同的情况下，购买私人保险的患者对医生的信任度显著低于其他患者。Laith Alrubaiee 和 Feras Alkaa'ida（2011）基于SERVQUAL 模型对医疗服务质量进行测量，并验证了医疗服务质量对患者信任具有显著正向作用，患者满意同时也会影响患者信任。Ommen（2011）通过对德国 6 家医院就诊的患者进行问卷调查，发现信息支持、情感支持、共同参与决策等因素对医患信任具有一定程度的影响。该研究结论也得到了我国学者陈玮（2017）的证实。

刘威（2010）研究发现学习、知识和反馈能够显著地影响患者信任，同时也受到信任水平的影响，对双方关系的稳定发展产生重要的影响；医师的行为能够影响患者的认知，进而影响信任程度。陈燕凌等（2012）通过对医生和患者的结构性访谈发现影响医患关系质量的因素中医疗质量、医患沟通程度和工作态度所占比例最高，其次是费用、门诊和住院的便利以及医院对患者的人文关怀。欧阳英林（2012）整合伦理学、法学和经济学的理论，以医患双方各自的资源、权力和利益为研究视角，提出过度医疗会影响医患信任，且医患双方信任存在明显的不对称性，即患者对医生的不信任感要高于医生对患者的不信任感，医生更容易与具有相似社会地位的患者建立互信关系。陈武朝等（2014）对住院肿瘤患者对医生的信任度及其影响因素的调查研究发现，患者对医技和效果的满意度和对护士的满意度更能影响其对医生的信任度。

（3）患者信任影响因素研究——社会与制度视角

杨阳（2009）在剖析中国与新西兰的医患信任状况差异时，认为医疗机构资金来源、医生的激励机制、医疗信息公开化和行业监管等社会与制度因素在其中发挥着重要作用。刘俊香等（2011）认为患者信任的主导因素是道德因素和制度因素。修燕、王军（2013）提出社会与制度是影响医患关系质量的根源。王伟杰（2009）等从法律制度视角，提出影响医患关系信任的法律制度因素主要包括医患权利保护、医疗服务质量保障、医疗纠纷与事故的处理、患者权利损害的赔偿。而研究发现，我国虽然已经构建了促进医患关系和谐、增进医患信任的法律制度，但制度设计、实施还存在着一些缺陷。莫军成（2011）从经济学的视角提出医患之间的信任危机的根源是利益冲突，由于医患之间存在信息不对称，加之缺乏有效的制度约束，就会出现医疗机构利用信息优势谋取利益的现象，致使患者对医疗服务机构及医生的信任度降低。刘伶俐等（2013）提出网络舆论对医患关系的负面影响表现为以偏概全、丑化医生群体形象、先入为主，这些都削弱了医患之间的信任，加剧了医患之间的冲突。

2.3.5　医患关系质量的效应研究

Crosby，Evans 和 Cowles（1990）以人寿保险行业的顾客为研究对象，探究了关系质量影响因素及其与顾客忠诚的关系，构建了关系质量模型。研究结果表明：关系质量对销售效果、顾客忠诚度及未来互动的预期均具有正向影响作用。Hennig-Thurau 和 Klee（1997）提出的关系质量基础模型中探究了关系质量与顾客保留之间的关系，认为关系质量对顾客保留具有正向影响。我国学者蔡蓉、周洁如（2007）基于前人的研究成果，从服务营销环境、B2B 营销环境和关系营销环境三个方面探讨了决定企业与客户关系质量的关键要素，将再购买意图、顾客忠诚、口碑和市场份额作为关系质量的结果变量。

自 20 世纪 70 年代末以来，关于患者信任的研究急剧增加。信任是医患关系质量中的重要构成要素。研究显示患者信任至少和患者满意一样，能预测医疗服务的使用、依从度和参与度。Sirdeshmukh 等（2002）指出，信任是顾客相信服务提供者"能够提供他们承诺的服务"的期望。Hall（2002）指出："信任是所有关系中最为基础的属性，对行为、结果和态度具有普遍的影响。在对医生与患者关系的阐述中，信任是最为重要的属性，是影响行为和结果的媒介（mediation）。"一旦信任建立，双方将更重视情感的投入，而更少关注关系成本（Wetzls，等，1998）。

在医疗服务领域，医患间信任的缺失将产生无法预料的后果。在高医患信任关系质量下，患者更容易寻求护理，遵从医生的建议，进行连续的治疗。改善医患信任关系，有助于降低不公平感、提高就医意愿、提升结果质量。David Thom 等（1999）研究发现，对医生高度信任的患者中，按处方用药、接受医生建议的占总体的 62%，而对医生低度信任的患者，比例仅为 14%。与之类似，Dana Safran 等（2001）的研究显示，对医生越信任的患者越容易遵循医生建议的健康行为，包括锻炼身体、戒烟等；医患信任同样可预测患者参与新的治疗方案的意愿。

信任同样能预测患者的忠诚度。例如，Thom 和 colleagues（1999）发现在高医患信任的患者中，仅有 3% 的患者更换了医生，而对于低医患信任的患者，比例达到 24%。其他研究也得到相似的结论，即信任与医生或医疗机构转换具有很强的相关性（D. G. Safran，等，2001）。医患关系质量对患者不良就医行为亦具有抑制作用（李家伟，等，2012）。

医患关系质量不但对患者产生影响，亦影响医务人员的态度和行为。莫秀婷等（2015）研究发现，医务人员感知医患关系显著负向影响离职意愿、积极影响工作满意度，医务人员的工作满意度不仅显著负向影响离职意向，而且在感知医患关系与离职意向之间起部分中介作用。孟德昕等（2014）研究发现医患互动关系会正向影响医生的工作状态。

2.4 现状述评与本研究切入点

2.4.1 医疗服务接触质量研究述评

从研究对象看，关于医疗服务接触质量的评价研究多集中于住院服务（Koichiro Otani，等，2010；薛培，2009；陈学涛，2009；张磊，2010；牛宏俐，2006；任继树，2006），而专门针对门诊服务的研究相对较少。虽然 Hannele Hiidenhovi 等（2001）针对门诊服务开发了包含 12 个指标的测量量表，但由于中外医疗服务提供方式的差异性，不能直接引入国内。另外，该量表针对每一个接触环节，只有一个测项，其效度有待进一步验证。我国学者李霞、薛迪、丁瑾瑜从门诊患者视角、医生视角研究门诊服务过程质量评价方法，但未形成完整的门诊服务患者感知质量测量量表。凌娟（2011）虽然从服务接触视角针对门诊服务设计了服务质量测量量表，但未涵盖接触的检查、检验环节，未涉及环境接触。印度学者 Nandakumar Mekoth（2011）的研究虽然涵盖了检查、检验环境，但并未对前台员工的身份进行区别。因此，需要从服务接触的视角，对门诊服务接触质量测量量表进行进一步修正，以符合中国医院门诊服务特色。

从研究视角看，已有学者主要从服务接触要素（Koichiro Otani，等，2010；Nandakumar Mekoth，2011；薛培，2009）、服务过程中的接触点（凌娟，2011）、服务接触的属性（Emin Babakus，等，1992；陈学涛，2009；张磊，2010；牛宏俐，2006；任继树，2006；陈民栋，等，2002；黄静宜，2010；Laith Alrubaiee，等，2011）三种视角对医疗服务接触质量评价进行研究。从已有研究看，现有的研究视角主要基于服务接触属性，但这种评价方法不能有效揭示出现质量问题的具体要素和环节。为了有效评价各个服务接触要素的质量以及存在的质量缺陷，本研究欲从服务接触要素视角对门诊服务接触质量评价开展研究。现有研究已经对此进行了探索，虽然 Koichiro Otani 等的医疗服务接触质量测量量表被权威文献引用，并且具有良好的信度和效度，但该研究主要针对住院服务。我国学者薛培亦对基于服务接触要素的服务接触质量评价进行了探索，但未形成定量的指标体系，且也是针对住院服务。印度学者 Nandakumar Mekoth 基于印度医疗市场的特征，针对门诊服务，开发了服务接触质量测量量表，但由于中国医疗市场与印度医疗市场存在差异，不能将该量表直接引入中国。因此，我们需要根据中国门诊服务特征，以已有研究为基础，探究具有中国门诊服务特色的门诊服务接触质量测量量表。

2.4.2 医患关系质量影响因素及效应研究述评

已有研究从患者满意和患者信任视角，分别从宏观层面和微观层面对医患关系质量影响因素进行了探究，并探讨了医患关系质量的效应，即医患关系质量对患者就医行为的作用。本研究对此进行了系统梳理，以探寻研究切入点，如表 2-5 所示。

（1）医患关系质量影响因素研究——宏观层面

本研究通过文献梳理，对影响医患关系质量的因素进行了归纳，包括社会制度因素、社会道德因素以及法律制度因素。社会制度因素包括医疗机构资金来源、医生的激励机制、医疗信息公开化、行业监管、制度约束。法律制度因素包括医患权利保护、医疗服务质量保障、医疗纠纷与事故的处理、患者权利损害的赔偿。然而，已有研究主要从定性的视角进行了探究，在诸多因素中，从医院视角看哪些是关键因素，尚未提及。另外，医患双方对影响医患关系质量的因素的认知是否一致，已有研究尚未进行对比分析。因此，从医患双重视角探究医患关系质量影响因素及其患者不满后的行为反应，并进行对比分析是本研究的第一大切入点。

（2）医患关系质量影响因素研究——微观层面

已有研究分别从患者满意和患者信任视角探究医患关系质量影响因素，本研究系统归纳了影响患者满意和患者信任的因素。影响患者满意的因素包括：患者个人特征（年龄、性别、种族、教育程度、健康状态）、顾客期望、医疗服务质量、感知价值、组织文化、消费情感、患者参与；

表2-5　门诊服务接触质量测量、医患关系质量影响因素及效应研究现状、研究机会和本研究切入点梳理

研究领域	已有研究	代表学者	研究机会	本研究切入点
医疗服务接触质量测量	服务接触属性：有形性、可靠性、响应性、保证性、移情性、经济性、廉洁性、安全性、社会性等；服务接触要素：医生服务、员工服务、护理服务、饮食、房间、医生质量、前台工作人员、检验人员等；医院设备与环境、医院人员管理与医疗过程质量；服务过程中的接触点：挂号质量、医生质量、诊断质量、缴费质量、取药质量	Koichiro Otani，等，2010；Nandakumar Mekoth，2011；薛娟，2011；Emin Babakus 等，1992；陈莘涛，2009；张磊，2010；牛宏俐，2006；任继树，2006；陈民栋，等，2002；黄静宣，等，2010；Laith Alrubaiee，等，2011	①主要集中于住院服务，对门诊服务视角的研究较少，且研究视角多为服务属性视角；②虽然少数学者从服务接触要素视角进行探究，但由于中外医疗服务背景的差异，不能直接引入	开发符合中国医疗服务特征的门诊服务接触质量测量量表
医患关系质量影响因素——宏观视角	社会制度因素：医疗机构资金来源、医生的激励机制、信息公开化、行业监管、制度约束；社会道德因素；法律制度因素：医患权利保护、医疗服务质量保障、纠纷与事故的处理、患者权利损害的赔偿	杨阳，2009；刘俊香，等，2011；王伟杰，2009；莫军成，2011；刘伶俐等，2013	①主要从定性的视角探究了影响医患关系质量的制度因素、道德因素、法律因素。在诸多因素中，哪些是关键因素，尚未提及；②医患双方对影响医患关系质量的因素的认知是否一致，已有研究尚未进行对比分析	①采用医患双重视角探究医患关系质量驱动因素，并进行对比分析；②采用医患双重视角的患者不满的反应行为进行对比分析

表2-5（续)

研究领域	已有研究	代表学者	研究机会	本研究切入点
医患关系质量影响因素——微观视角	患者满意影响因素：个人特征（年龄、性别、种族、健康状态）、顾客期望、组织文化、感知价值、患者参与、消费情感、健康认知、疾病严重程度；疾病的发展阶段、诊疗效果、医疗费用、患者的学习、知识和反馈，就医态度；医疗质量、医患沟通、工作态度、就医便利性、患者的人文关怀、患者满意、服务质量、过度医疗	Baker & Crompton, 2000; Otani, 2012; Oliver, 1980; Gronroos, 2000; Dawn Bendall – Lyon & Thomas L. Powers, 2004; Cohen, 1996; Ross, 1993; Nandakumar Mekoth, 等, 2011; Laith Alrubaiee & Feras Alkaa'ida, 2011; Koichiro Otani, 等, 2009; Albert Caruana, 等, 2005; Meterko, 2004; Laurette Dube, 等, 1996; Peter J. 2008; Liyang Tang, 2011; Cunningham, 2009; 刘威, 2010; 陈燕凌, 等, 2012; 欧阳英林, 2012; 周绿林, 2014; 谭丽霞, 2012; 陈武朝, 等, 2014; 谭华伟, 等, 2015; Brian J. Chan & MD 等, 2017; 张建洁, 等, 2018	①针对门诊服务接触，哪些是魅力质量、哪些是必备质量、哪些是一元质量，已有研究尚未涉及；②虽然已有研究探究了服务质量对医患关系质量或患者满意度进行研究，但仅从患者满意度的单个维度进行研究，尚未将患者关系质量的两个维度整合起来进行探索；③集中于住院服务，对门诊服务的研究较少，且缺乏本土化的研究；④未探究门诊服务接触质量各维度对医患关系质量的作用机理	①基于 Kano 模型，探究门诊服务接触质量中的魅力质量要素；②从患者满意和患者信任双重视角，将患者满意和患者信任纳入医疗费用、患者健康状态、转移障碍等调节变量，系统探究门诊服务接触质量对医患关系质量的驱动机理
医患关系质量的效应	影响患者行为、结果和态度；高信任关系成本；减少关注关系成本；患者更容易寻求护理，进行连续的治疗，遵从医生的建议，降低不公平感，提高就医意愿参与，提升结果质量，更新治疗方案质量，预测患者的忠诚，降低不良就医行为；影响医生态度与行为	David Thom, 等, 1999; Dana Safran, 2001; Thom & colleagues, 1999; D. G. Safran, 2001; 李家伟，等, 2012; Koichiro Otani, 等, 2010; 孟德昕, 等, 2014; 莫秀婷, 等, 2015	已有研究主要从患者满意和患者信任单一视角来探索医患关系质量的效应，且未探入探索门诊服务情境下，医患关系质量对患者再就医意愿的影响	③探究门诊服务情境下，医患关系质量对患者再就医意愿的作用机理

影响患者信任的因素包括：疾病严重程度、疾病的发展阶段、诊疗效果、医疗费用、患者的学习、知识和反馈、医师的行为、医疗质量、医患沟通、工作态度、就医便利性、医院对患者的人文关怀、患者满意、服务质量、过度医疗。从国内外研究现状看，虽然已有研究探究了服务质量对医患关系质量的影响，但仅从患者满意或患者信任单个维度进行研究，尚未将医患关系质量的两个维度整合起来进行探索。另外，现有研究多集中于住院服务，对门诊服务的关注较少，缺乏本土化的研究，且未探究门诊服务接触质量各维度对医患关系质量的作用机理。从患者满意和患者信任双重视角，纳入医疗费用、患者健康状态、转移障碍等调节变量，系统探究门诊服务接触质量对医患关系质量的驱动机理是本研究的第二大切入点。

（3）医患关系质量效应研究

国内外学者研究表明，高医患关系质量带来的效应包括：减少患者关注关系成本；促进患者更容易寻求护理，遵从医生的建议，进行连续的治疗；降低不公平感，提高就医意愿，提升结果质量；提高参与新治疗方案的意愿，预测患者的忠诚度，降低不良就医行为。然而，已有研究主要从患者满意和患者信任单一视角探究医患关系质量的效应，且未在门诊服务情境下，深入探索医患关系质量对患者再就医意愿的影响。探究门诊服务情境下，医患关系质量对患者再就医意愿的驱动机理是本研究的第三大切入点。

研究

3 医患双视角的医患关系质量驱动因素

明确医患关系质量关键驱动因素，确认服务接触质量是否为关键驱动因素，是开展门诊服务接触质量对医患关系质量驱动机理研究的基础。服务差距理论的研究成果显示，管理者对服务的感知与顾客的期望存在差距，消除感知差距有助于提升顾客感知质量（Parasuraman, Zeithaml, Berry, 1985），从而提升关系质量。对于医疗服务而言，从医患双重视角探究医患关系质量影响因素，探寻两者之间的认知差距，深入分析差距产生原因，有助于针对性地弥合差距，从而优化医患关系质量。

已有研究集中于从患者单一视角探究医患关系质量影响因素。虽然陈燕凌等（2012）通过结构性访谈，从医患双重视角比较两者认知的差异，但运用的是封闭式调查方法，且从微观视角进行研究，调查的样本具有局限性，尚不能全面揭示影响医患关系质量的因素，以识别关键驱动因素。由于医患双方的知识、经验、立场方面的差异，以及双方的医疗服务的卷入度的差异，有必要整合医患双重视角，采用针对性的方法，探究医患关系质量驱动因素及不满的患者的行为反应，以明晰两者之间认知的差距，探寻弥合差距的策略

本章将以认知偏差理论、选择性知觉理论、服务差距模型理论、顾客期望理论为依据，整合医患双重视角，综合宏观和微观两个层面，系统分析医患关系质量驱动因素及不满的患者的行为反应，比较医患双方认知差异，并提出医患关系质量优化策略。首先，运用关键事件技术与内容分析法，立足患者视角，从患者满意层面归纳出医患关系质量驱动因素及不满

的患者的行为反应。其次，运用开放式问卷调查法与内容分析法，以医方视角为出发点，从宏观和微观两个层面归纳出医患关系质量驱动因素，以及不满的患者的行为反应。再次，对比医患双方对医患关系质量驱动因素认知及对不满的患者的行为反应认知的差异。最后，基于服务差距模型理论及顾客期望理论，提出医患关系质量优化路径。本章研究技术路线如图3-1 所示。

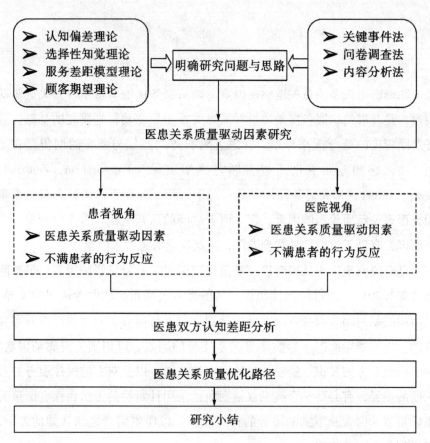

图 3-1　本章研究路线图

3.1 理论基础

3.1.1 认知偏差理论

认知心理学提出，个体的认知过程会受到知识结构和水平、性格、文化背景、环境及情境因素的影响，且这些因素会对个体决策产生直接影响。基于 Simon 的有限理性概念，Kahneman 和 Tversky 等于 20 世纪 70 年代开展了认知偏差方面的研究，认为在不确定的条件下，认知偏差会导致判断和决策出现以小见大或以偏概全的情况。Kahneman 和 Tversky 总结了三种最典型的认知偏差，包括代表性偏差（Representativeness bias）、可得性偏差（Availability bias）及锚定效应（Anchoring）。代表性偏差是指人们根据传统或相似的情况，运用简单类比的方法依据经验对事件发生的概率进行判断，而未考虑样本的规模和代表性。可得性偏差是指当人们进行决策和判断时，往往依据从大脑里容易且快速提取的信息，而不进行更深的和更多的信息挖掘。由于人们往往不能从记忆中获取决策所需的全部信息，导致在信息加工的过程中可得性偏差时常发生。锚定效应是指人们对某个事件进行定量评估时，会将特定的数值作为初始值，就像锚一样使得估测值落入某一区间，当锚定的方向有误时，就会出现偏差。

Kahneman 和 Tversky 认为，在面对复杂和模糊问题时，无论经验丰富与否，均会发生认知偏差，只是偏差的概率及幅度存在差异。我国学者郑雨明（2007）综合国内外学者的观点，认为认知偏差受认知局限和认知风格、感觉机制、加工策略、个体动机及情绪情感等诸多因素的影响。王军（2009）提出，在涉及经济行为主体的决策中，认知偏差具有普遍性，且扮演着重要角色。认知偏差的应用研究集中于金融学领域，许多金融学的学者探究认知偏差对个体行为决策的影响。在管理学领域，尤其针对医疗行业，对该理论的应用研究较少，李华君（2012）探究了医患沟通过程中认知偏差的原因。由于认知偏差的存在以及医患双方认知偏差的不对称性，将导致医患双方对医患关系质量驱动因素认知及对不满的患者的行为认知存在差异。但具体存在怎样的差异？本章将以认知偏差理论为基础进行系统探究。

3.1.2 选择性知觉理论

认知心理学将知觉看作是对感觉信息的组织和解释，是一系列的连续阶段的信息加工过程，与个体过去的知识和经验密切相关（王甦，1992）。Jerome Bnmer 和 Leo Postman（1949）提出了"选择性知觉"的概念，认为知觉在很大程度上受到自身预期的影响，而这些预期往往基于过去的经验和情境而形成，且知觉也受到个体意愿的影响。由于个人对事物和社会事件的知觉受自身经验、情感和立场的影响，因此知觉带有明显的选择性（王军，2009）。由于个体认知能力的有限性、信息的超负载性以及环境的复杂多变性，选择性知觉成为个体进行自我保护的一种措施。

斯蒂芬·P. 罗宾斯（2004）将影响知觉的因素归纳为三类，分别为知觉者因素、知觉对象因素和情境因素。其中知觉者因素包括知觉者个体的态度、动机、兴趣、经验和期望，知觉对象因素包括知觉对象的新奇性、运动性、声音、大小、背景、距离等。理查德·L. 达夫特，雷蒙德·A. 诺伊（2003）认为影响知觉的因素包括知觉者特征、刺激特征和情境特征。其中，知觉者特征包括对刺激的敏感性、学习、情绪和心情、最近的经历、期望、需要、价值观和兴趣；刺激特征包括强度、对比度、频率、新奇、尺寸大小、运动；情境特征包括首因效应、近因效应和纲要。王军（2009）综合前人研究将知觉者因素归纳为预期、暗示、信念和经验，将情境因素归纳为对比效应、初始效应、远因效应、刻板印象和晕轮效应，将知觉对象因素归纳为新奇、强度、对比和背景。

基于选择性知觉理论，医患双方作为信息加工的主体，由于双方的立场、动机、经验、期望等的差异性以及情境因素的影响，将导致双方对医患关系质量驱动因素认知和对不满的患者行为反应的认知存在差异。

3.1.3 服务质量差距模型

服务质量差距模型由 Parasuraman，Zeithaml 和 Berry（1985）提出，他们通过对多家服务企业的管理人员进行深度访谈，探索服务质量问题产生的原因，建立了服务差距模型，提出了可能存在的 5 个差距及差距产生的原因，如图 3-2 所示，模型的上半部分与消费者有关，下半部分与服务提供者有关。

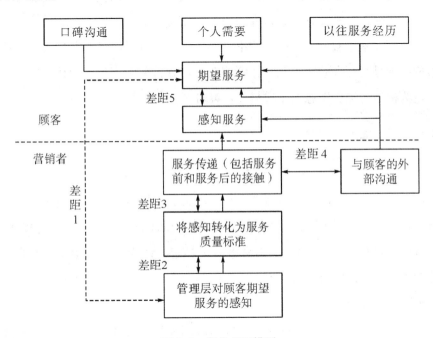

图 3-2　服务差距模型

差距 1：感知差距，即管理者对服务质量的感知与顾客期望存在差距。产生该差距的原因包括未进行需求分析和市场调研、需求分析信息不准确、管理者对顾客期望的理解不准确、流向管理层的顾客信息不准确或发生变异、管理过多从而阻塞了信息的流动效率。

差距 2：服务质量标准差距，即服务提供者所制定的服务标准与管理层所感知的顾客期望之间存在差距。出现该差距的原因包括资源限制、市场条件和管理的漠视。

差距 3：服务传递差距，即未按企业所设定的标准进行服务生产和服务传递。导致该差距的原因是员工未按服务标准进行操作、员工缺乏训练、服务运营管理水平低、服务技术和系统无法达到标准的要求等。

差距 4：市场沟通差距，即市场宣传中所做出的承诺与企业实际提供的服务不一致。产生该差距的原因是企业做出不切实际的承诺，或企业未按承诺的标准提供服务。

差距 5：感知服务质量差距，即顾客接受服务后感受的服务质量与其期望的质量存在差距。产生该差距的原因包括两个方面，一方面是企业提供的服务差，另一个方面是顾客的期望不合理。

本研究基于服务差距模型理论，探索医患双方对医患关系质量驱动因素的感知是否存在差距以及存在哪些差距，分析差距产生的原因，并以该理论为框架，提出医患关系质量优化策略。

3.1.4 顾客期望理论

Cardozo（1965）将"满意"概念引入市场营销领域后，Olshavssy，Miler 及 Aderson（1973）相继将顾客对产品的期望与产品实际使用效果进行比较研究，由此引出了"顾客期望"（Customer Expection）的概念。Oliver（1980）对顾客期望的内涵进行了界定，认为顾客期望是顾客在实施购买决策前，所形成的对企业所提供的产品或服务的"事前期待"。Parasuranman，Zeithaml 和 Berry（1993）对期望进行了明确的定义：期望是顾客在购买产品或服务之前所形成的信念或标准，通过与实际绩效进行比较，从而对产品或服务的质量进行判断。他们提出影响顾客期望的因素包括：产品或服务承诺、口碑、顾客个人经验、顾客需求、服务的可替代性、服务强化、情境等；并提出顾客期望模型，将顾客期望分为两个层次——理想的服务和可接受的服务，而期望服务与感知服务的差距程度决定了顾客满意水平，如图 3-3 所示。PZB 组合（1993）在顾客期望模型中亦提出了"容忍区域"概念，即介于理想服务与可接受服务之间的一段期望区间。研究表明，理想服务是相对稳定的，而可接受服务会根据情境和消费者需求的变化而上下浮动，从而使得顾客期望具有动态性特征。

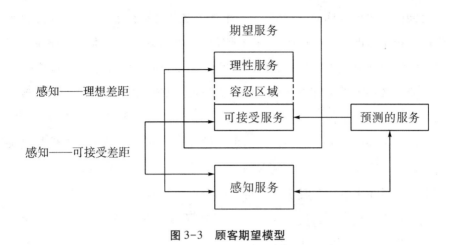

图 3-3 顾客期望模型

3.2 医患关系质量驱动因素研究——患者视角

3.2.1 研究设计

3.2.1.1 关键事件技术

关键事件技术（Critical Incident Technique，简称 CIT）是通过搜集故事或关键事件，并根据内容进行分类的一种技术，由 Flanagan（1954）最早提出，最初用于调查空军飞行员在什么情况下会迷失方向，以及迷失方向的原因，为更好的培训飞行员提供相应的对策与建议。目前，该方法已被广泛应用于教育学、心理学和管理学，并扩展至服务管理领域，在服务传递、服务接触、服务质量、服务失败、服务补救、顾客满意等问题的研究中扮演着重要角色，也是挖掘服务接触中顾客满意和不满原因的最为合适的方法（Nyquist & Booms，1987）。

CIT 由一系列明确定义的用于观察人类行为的程序构成，通过对行为进行科学的分类，可以用于解决实践中的问题（lanagan，1954）。作为分类研究方法，CIT 与其他分类方法，如因子分析、聚类分析和多维量表，具有同样的效果（Hunt，1983）。与上述方法的区别在于，CIT 运用的是定性研究技术，即内容分析法，而因子分析、聚类分析和多维量表均属于定量研究法。通过观察或访谈，CIT 技术记录在完成特定任务的过程中导致成功或失败的事件和行为（Ronan & Latham，1974），这些特定的事件或行为描述就是关键事件。

服务是一个过程，由一连串的事件构成，然而并不是所有事件都是关键事件，只有那些令顾客记忆深刻，且导致顾客满意或不满的事件才是关键事件。具体来讲，关键事件应符合四个标准：首先，包含顾客与员工的互动；其次，从顾客的视角来看，是导致顾客最满意或最不满意的事件；再次，是一个具体的事件；最后，包含充足的细节（Biter，1990）。Andersson 和 Nilsson（1964）对关键事件分析法的效度和信度进行了研究。研究结果表明，关键事件分析法收集到的信息具有有效性和可靠性，该研究结论也得到 Ronan 和 Latham（1974）以及 White 和 Locke（1981）的证实。

该方法可以有效挖掘患者在服务接触中满意或不满的潜在原因，主要表现为两个方面：第一，关键事件技术法捕捉的是服务过程的具体情节（Edvardsson，1992），有利于发现出现问题的具体环节；第二，关键事件技术法搜集到的信息不仅包含患者对服务质量的评价，还包含患者的行为，如直接针对医院或医生的行为（抱怨、转移购买）和对第三方的传递行为（如向他人建议或警告）。因此，在从患者视角挖掘医患关系质量驱动因素时，我们选择采用关键事件法。

3.2.1.2 调查方法

针对患者的调查问卷由两部分构成，一部分为调查对象的个人基本信息，另一部分为主观问题，要求调查对象回顾过去半年中，在门诊就医过程中亲身经历的最为满意或最为不满的一件事，并根据回忆回答下列问题：

（1）它是一个令您最满意还是最不满意的经历？

（2）该事件发生的时间？

（3）该事件发生的医院的性质？

（4）事件的详细经过是怎样的？

（5）该事件涉及了哪些人？

（6）您为什么对该事件最为满意或最为不满意？

（7）如果您自己或家人生病，是否还会选择该医院？

（8）如果亲戚、朋友有就医需要，是否向其推荐该医院？

（9）不满意后您采取了哪些行动？

研究调查对象为最近半年有门诊就医经历的患者，开展为期一周的调查，主要通过问卷星和四川大学 MBA 教学平台发放问卷进行关键事件的搜集。本次调查共发放问卷 585 份，为了确保数据的有效性，采用以下标准对问卷进行筛选：①事件描述必须站在患者的角度，情节完整，细节充分，且反映服务提供者与患者（受访者）之间的直接接触；②为了防止记忆偏差，剔除事件发生时间超过半年的问卷。最后，获得有效问卷 446 份，其中满意事件 122 件，不满意事件 324 件，最终样本分布如表 3-1 所示。

调查对象中男性与女性比例分布较为合理，其中男性为 201 人，占总体的 45.1%，女性为 245 人，占总体的 54.9%。调查对象中，26～35 岁的样本较多，占总体的 43.9%；其次是 18～25 岁的患者，占总体的 27.6%；55 岁以上的患者较少，占总体的 0.4%。调查对象中，具有大专或本科学历的患者较多，占总体的 55.2%，其次是高中或中专学历的患者，初中或以下学历的患者最少，占总体的 1.8%。

表 3-1　　　　　　　　　　　　调查对象特征

年龄	频数	频率（%）	文化程度	频数	频率（%）	性别	频数	频率（%）
18 岁以下	74	16.6	初中及以下	8	1.8			
18～25 岁	123	27.6	高中或中专	108	24.2	男	201	45.1
26～35 岁	196	43.9	大专或本科	246	55.2			
36～45 岁	47	10.5	研究生及以上	84	18.8			
46～55 岁	4	0.9				女	245	54.9
56 岁以上	2	0.4						
合计	446	100		446	100		446	100

3.2.1.3 数据分析方法

本研究中关键事件的分类者由四川大学企业管理专业 1 名博士研究生和两名硕士研究担任。三位分类者对患者满意理论均有较为深入的研究。根据比特纳（Bitner）的观点，当新加入的 100 个样本没有产生新的类别时，样本量就达到要求。因此，我们预先将问卷分为两部分，第一部分有346 份问卷，剩余的 100 份作为第二部分问卷，用于检验前面所建立的分类框架。

凯文尼（Keaveney）认为，以故事中的"关键行为"（Critical behavior）作为分类的最小单位，能最好地保留故事的特征。因此，本研究以关键事件描述中的关键行为作为最小的分类单位。例如，"乳腺科医生好不负责，乱开药给我，浪费了不少钱。还有做 B 超时，医生打开窗帘，令我的身体被亵渎了"，我们将这样的事件编入两个分类单位（处方不合理和不注重患者隐私保护）。

斯塔斯（Stauss）指出，关键事件分类的类别可以源于理论模型，也可以从样本中归纳。本研究首先将影响患者满意和不满的因素分为两大类，一类是质量因素，另一类是非质量因素。针对质量因素的细分，本研究综合 Lehtinen 和 Cronin 的观点，将服务质量分为过程质量和结果质量。过程质量与服务传递、服务环境相关，而结果质量与诊疗结果有关。

依据 Strauss 和 Corbin（1990）的编码步骤——开放式编码、关联式编码、核心式编码，本研究对该方法进行了细化调整：三个研究者通过审阅—开放式分类—关联编码—再分类—核心编码的过程，确立了引起患者满意及不满的服务质量的二、三级子类别。

3.2.2 数据分析与结果

3.2.2.1 患者满意影响因素分析

我们首先将 122 个关键事件细分至 161 个最小事件单元，通过上述的编码定性分析方法对搜集的 161 件引起患者满意的关键事件进行了系统分类和理论抽象，得到了服务质量和医疗费用两个主类，服务质量又分为过程质量和结果质量两个子类。具体如图 3-4 所示。

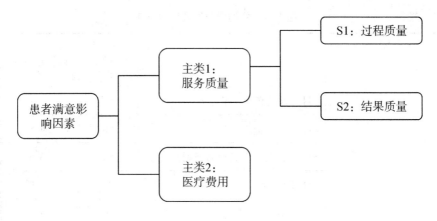

图 3-4 患者满意影响因素

引起患者满意的因素中，与医疗费用主类相关的事件为 4 件，占总体的 2.5%；而与服务质量主类相关的事件为 157 件，占总体的 97.5%。由此可见，引起患者满意的因素主要是服务质量。

（1）引起患者满意的服务质量要素

引起患者满意的服务质量中，过程质量对医患关系质量的影响高于结果质量的影响。在过程质量中，人员交互质量是促进患者满意的核心要素，在总事件中占据 77.6% 的比例；其次是就诊流程效率，占事件总量的 9.9%；环境质量对患者满意的影响最小，仅占事件总量的 1.9%。结果质量对患者满意的影响相对较小，占事件总量的 18.5%。

引起患者满意的交互质量因素主要包括服务态度好、医务人员行为表现好和专业技能强三个方面。其中医务人员行为表现好是引起患者满意的最重要因素，其次是服务态度好，最后是专业技能强。医务人员行为表现好主要体现为医生认真负责、合理用药、医患沟通充分、服务周到。有形环境质量因素中引起患者满意的因素表现为环境设施好、空间布局合理。结果质量因素中主要涉及治疗效果，详见表 3-2。

表 3-2 引起患者满意的服务质量因素分布

	子类	事件数量（件）	占总事件数量百分比（%）
服务过程质量（S1：144，91.9%）	S11：人员交互质量		
	S11-A：服务态度好	56	34.8
	S11-B：医务人员行为表现好	54	33.5
	S11-B1：医生认真负责	24	14.9
	S11-B2：合理用药	10	6.2
	S11-B3：医患沟通充分	10	6.2
	S11-B4：服务周到	9	5.6
	S11-B5：注重隐私保护	1	0.6
	S11-C：专业技能强	15	9.3
	小计	125	77.6
	S12：有形环境质量		
	S12-A：环境设施好	2	1.3
	S12-B：空间布局合理	1	0.6
	小计	3	1.9
	S13：就诊流程效率		
	S13-A：等待时间短	16	9.9
	小计	16	9.9
服务结果质量（S2：13，8.1%）	S21：结果质量		
	S21-A：诊疗效果好	13	8.1
	小计	13	8.1
合计		157	97.5

（2）引起患者满意的医疗费用要素

引起患者满意的医疗费用因素主要表现为收费合理，该类要素仅占总体的 2.5%。本研究主要从以下两个方面对该现象进行剖析：一方面，说明"看病贵"的问题普遍存在，至今仍未达到患者期望的水平。医疗费用作为医疗服务属性的重要构成部分，由于该类要素的实际绩效值与患者期望相比偏低，因此在调查结果中，这类因素并未成为导致患者满意的关键因素。另一方面，患者虽然对医疗费用敏感，但仅仅因为医疗费用合理，也并不能使患者满意。

3.2.2.2　患者不满影响因素分析

运用前面介绍的数据分析方法，我们首先将 324 个事件细分至 462 个最小事件单元，然后对 462 个最小事件单元进行系统分类和理论抽象，得到的主类和子类类别与患者满意影响因素分析结构相同，如图 3-4 所示。

在此次研究中，引起患者不满的因素中，与医疗费用主类相关的事件单元为 39 件，占事件总数的 8.4%；而与服务质量主类相关的事件单元为 423 件，占事件总数的 91.6%。由此可见，在门诊服务接触中，引起患者不满的主要因素依然是服务质量。

（1）引起患者不满的服务质量要素

由表 3-3 可以看出，服务过程质量因素对患者不满的影响高于服务结果质量因素。引起患者不满的因素中，与服务过程质量相关的事件为 402 件，占与质量相关事件总量的 95%；与服务结果质量相关的事件为 21 件，占与质量相关事件总量的 5%。在服务过程质量要素中，人际交互质量是引起患者不满的关键因素，占事件总数的 66.9%，其次是就诊流程效率，占事件总量的 19%；最后是服务环境质量，占事件总量的 1.1%。从分析结果看，结果质量并不是引起患者不满的主要因素，占事件总数的 4.5%。

表 3-3   影响患者不满的服务质量因素类别分布

主类	子类	事件数量（件）	占总事件数量百分比（%）
服务质量过程要素（402，95%）	K11：人际交互质量		
	K11-A 服务态度差	127	27.5
	K11-B：医务人员行为不当	118	25.5
	K11-B1：不负责任	33	7.1
	K11-B2：医患沟通不足或缺乏	31	6.7
	K11-B3：处方不合理	22	4.8
	K11-B4：过度检查	16	3.5
	K11-B5：夸大病情	4	0.9
	K11-B6：收取红包	3	0.6
	K11-B7：故意延长治疗时间	3	0.6
	K11-B8：不注重患者隐私保护	2	0.4
	K11-B9：故意伤害患者	2	0.4
	K11-B10：服务不周到	2	0.4
	K11-C：专业技能差	57	12.3
	K11-D：其他患者行为不当	7	1.5
	小计	309	66.9
	K12：有形环境质量		
	K12-A：环境、设施差	3	0.6
	K12-B：空间布局不合理	2	0.4
	小计	5	1.1
	K13：就诊流程效率		
	K13-A：等待时间长	67	14.5
	K13-B：就医过程不顺利	21	4.5
	小计	88	19
服务质量结果要素（21，5%）	K2：结果质量		
	K21：诊疗效果未达到预期	21	4.5
	小计	21	4.5
合计		423	91.6

①过程质量之交互质量。

引起患者不满的交互质量因素包括服务态度差、医务人员行为不当、医务人员专业技能差、其他患者行为不当。医务人员态度差在不满事件占比最多，主要表现为医生、护士态度恶劣、冷漠、对患者缺乏同情心，少部分医务人员出现辱骂患者的行为，如"服务态度很不好，人家都生病了，护士医生还大声吼人，让人特委屈，现在医院的素质实在是不行"，"因为工作需要做体检，按表格内容找科室完成各项，在此过程中，找不到其中一个科室，问路过的医务人员，人家来一句：不就在前面吗？没长眼睛吗？这事当时我好火啊，可是因为急着办完事，回公司上班，没做计较。"

医务人员行为不当不容忽视，我们对涉及医务人员行为不当的事件进行细分，共分为9类，包括：医务人员不负责任、医患沟通不足或缺乏、医生处方不合理（开大处方）、过度检查、夸大病情、收取红包、故意延长治疗时间、故意伤害患者，其事件数量与频率分布如表3-3所示。其中医务人员不负责任是引起患者不满的最主要因素，主要表现以下几个方面：医生上班迟到或中途离开，医生上班时间做与工作无关的事情，忽视病人，医生不认真检查，就给出诊断结论。其次是医患沟通不足或缺乏，主要包括以下情况：医生诊断过程中未进行或未详细进行问诊，对患者病情未进行详细告知，患者咨询医务人员问题，不予理睬，押金用完后，护理人员未与患者或家属沟通，直接停药，检查中，设备出现问题不及时与患者沟通，让患者等候。此类问题发生，易导致患者对诊疗结果表示怀疑、耽误治疗或造成患者无谓的等候，浪费时间。最后是医生处方不合理，主要表现为开大处方，导致患者支付更多的医疗费用。

专业技术能力差是引起患者不满的第三大因素，主要表现为诊断不出结果、诊断失误或护理人员操作技能不熟练，典型事件如："爷爷因胃溃疡吐血在医院住院，治疗几天后本有好转，有望第二天出院，但照胃镜时胃被捅伤，造成三个出血口，吐了很多血，导致病危。后来经过手术抢救捡回一条命"；"排队排了很久，最后好不容易等到医生了，诊断以后却没有给出什么有建设性的医治方案，而是让人拖着，以后再来看"；"第一次带小孩抽血时，由于是个实习生，没有经验，抽得很慢，结果小孩受罪不说，还因为血液凝固了而又抽了第二次。"

其他患者行为不当也易引起患者的不满。根据服务接触理论，患者与医院的接触包括与医务工作人员的接触、与环境、设施的接触，也包括与其他患者之间的接触。因此，其他患者的行为也会对服务质量感知与患者满意度产生影响。其他患者行为不当主要表现为其他患者不按顺序排队或加塞的现象，这类事件占比较少，占总体的1.5%。

②过程质量之就诊流程效率。

就诊流程效率低是导致患者不满的第二大过程质量要素，主要包括等候时间长、就诊过程不顺利，其中等待时间长是最为突出的问题，引致该问题的原因主要包括两个方面：一方面是就诊人数过多，造成难以挂号，等候诊断与等候检查的时间延长；另一方面是医院流程设计不合理，造成病人发生拥堵，延长等待时间。

③过程质量之环境、设施质量。

环境设施质量问题对患者不满的影响最小，在事件总量中占比最低，主要表现为环境设施不齐备、空间布局不合理，如停车不方便、等候区座椅不足、诊室与相关检查科室、收费处的空间布局不合理，造成患者耗费额外的体力。

④结果质量。

引起患者不满的因素中，结果质量的提及率并未如我们事先想象的那么高。结果质量主要表现为诊疗效果未达到预期效果。诊疗效果未达到预期引起的患者不满事件占事件总数的4.5%。由此可见，诊疗效果不佳并不是引起患者不满的最主要的因素。调查显示，患者对诊疗效果不满意，一方面与医生的专业技能有关，如"拔牙没有清理干净，一个月后竟然伤口处还有一片残牙"；另一方面与患者对诊疗效果存在不合理的期望有关，如"鼻炎治疗，总是难以根治"。

（2）引起患者不满的医疗费用因素

"看病贵"依然是引起患者不满的重要因素，主要体现为药品价格高和检查费用高导致的医疗费用增加。医疗费用与服务质量比较起来，服务质量问题导致的患者不满远远高于医疗费用。该现象表明，虽然"看病贵"问题普遍存在，但患者对医疗服务质量的重视程度远远高于医疗费用。此现象与医疗服务产品的特殊性密切相关，医疗服务产品关乎患者的生命、健康及安全，因此设定的服务质量的权重高于医疗费用。

3.2.2.3　满意患者和不满患者的行为反应

（1）满意患者的行为反应

在关键事件收集的问卷调查中，我们要求被试对满意后的行为意向进行选择。描述性分析结果显示：95.4%的满意患者具有强烈的再就医意愿；92%的满意患者具有强烈的推荐意愿，即向周围的亲戚朋友推荐该医院。

（2）不满患者的行为反应

在关键事件收集的问卷调查中，我们要求患者对不满后的行为反应进行选择，通过对选择结果进行描述性分析发现：患者不满后的行为反应中最集中的是"将不满经历告知他人，并劝告他人不去该医院就医"，占总体的45.1%；其次是选择"以后不再来该医院就医"，占总体的38.3%；再次是"自认倒霉"，占总体的29%；选择"向医务科反应""电话投诉"以及"向医院领导反应"的患者数量相当，分别占总体的17%、16%和14.8%；选择"与当事人争吵"和"通过媒体曝光"的最少，均占总体的10.5%，详见表3-4。

表 3-4　　　　　　　　　　　患者不满后的行为反应

行为反应	样本数量（个）	占总体比例（%）
将就医经历告诉他人，劝导他人不来该医院就医	146	45.1
以后不再来该医院就医	124	38.3
自认倒霉	94	29.0
向医务科反应	55	17.0
电话投诉	52	16.0
向医院领导反应	48	14.8
与当事人争吵	34	10.5
通过媒体曝光	34	10.5

3.2.3　小结

本研究发现，服务质量是引起患者满意或不满的最为重要的因素。其中，交互质量的影响强度最大，包括服务态度、医务人员行为、专业技能；其次是结果质量。而诊疗效果并不是患者满意或不满的最主要的原因。这与 Hoffmanetai（1995）的研究结果，即产品或服务本身的缺陷是导致顾客不满的主要原因，有所差异。医疗费用是患者不满的一个重要原因，但在引起患者满意的因素中，医疗费用的占比较少，这表明，医疗费用是保健因素，而非激励因素。满意的患者表现出强烈的再就医意愿；而不满意的患者，易对医院进行负面口碑传播，降低再就医意愿，对医院品牌产生负面影响。

3.3　医患关系质量驱动因素研究——医院视角

3.3.1　研究设计

3.3.1.1　研究方法——内容分析法

内容分析法萌芽于传播学领域，是对显性内容进行客观、系统、定量描述的研究方法（Berelson 1952），能够针对不同类型的数据，如视觉数据、文字数据，将现象或事件进行分类，从而进行深入的分析与解释（Tracy G. Harwood & Tony Garry，2003）。20 世纪 70 年代，内容分析法被哈佛大学的卡尔·多伊奇等学者列为从 20 世纪初到 20 世纪 60 年代中期以来"社会科学的重大进展"之一。根据 Krippendorff（1980）的观点，在进行内容分析时应明确以下六个问题：①分析的数据是什么？②这些数据是如何定义的？③数据的来源是什么？④数据的分析结构是什么？⑤分析的边界是什么？⑥推理的目标是什么？

内容分析法的程序包括八大基本步骤。第一，明确研究目的，抽取样本。抽取样本时应充分考虑，选择与分析目的一致、信息含量大、内容体例一致、具有联系性的信息进行研究。第二，对研究的概念进行界定。该阶段需要确定研究涉及哪些变量，其内涵是什么。开展该项工作时，最好浏览一部分需要分析的材料，以保证所有的概念都囊括进来。第三，规范操作方式，确保其与概念化方案相匹配。其基本要求是变量定义应具有穷尽性和互斥性，同时要确保表面和内容双方面的有效性。第四，编码。其包括机器编码和手工编码两种形式。无论是手工编码还是机器编码，都需要有各个变量的详尽解释以及详尽的编码手册及使用规则说明。第五，抽样。可依据时间、议题、页码等特征进行随机抽样。第六，运用训练文档，对信度进行检验。该阶段应综合各个编码员的意见，考量变量定义与编码手册是否科学合理，必要时进行相应修改。第七，开展编码工作。如果采用手工编码，则至少需要两名编码员进行独立编码，以保证可靠性；如果运用计算机进行编码，可根据多个词典统计各个分析单元出现的频率。第八，计算各个变量的信度。

本研究从医院视角探究医患关系质量影响因素，将通过开放式问卷调查对医院工作人员，包括高层管理者、中层管理者和基层医务人员进行调查，获取医院方面对医患关系质量驱动因素及不满的患者行为反应的观点，运用内容分析法进行分析。

3.3.1.2　调研方法

针对医务人员的调查问卷主要由两部分构成：第一部分为医院工作人员的个人基本信息；第二部分为开放式主观问题，要求调查对象根据主观感受进行填写：

（1）根据您在工作中的真实体验，您认为影响医患关系质量（包含患者满意和患者信任两个方面）及导致医患矛盾的关键因素是什么？

（2）患者不满后的行为表现是什么？

（3）根据您的工作经验，您认为可以采取哪些措施提升医患关系质量？

本研究通过华西HMBA平台，对在医院工作的学员进行调查，共发放问卷196份，剔除关键问题未填写完整的问卷，共获得有效问卷166份。

调查对象中有 39 人来自三级医院，占总体的 23.5%；有 72 人来自二级医院，占总体的 43.4%；有 55 人来自一级医院，占总体的 33.1%，如表 3-5 所示。

表 3-5　　　　　　　调查对象所在医院等级分布

所在医院等级	频率	百分比（%）	累积百分比（%）
三级	39	23.5	23.5
二级	72	43.4	66.9
一级	55	33.1	100
合计	166	100	

调查对象的职级分布如表 3-6 所示。其中高层管理者为 61 人，占总体的 36.7%；中层管理人员为 89 人，占总体的 53.6%；基层医务人员为 16 人，占总体的 9.6%。

表 3-6　　　　　　　调查对象职级分布

调查对象职级	频率	百分比（%）	累积百分比（%）
高层	61	36.7	36.7
中层	89	53.6	90.3
基层	16	9.6	100
合计	166	100	

3.3.1.3　数据分析方法

该研究采用内容分析法对 166 份开放式问卷调查结果进行全样本分析。分析遵循以下步骤：①构建分析框架，根据研究问题确定分析单元；②对样本进行编码并取得量化数据，并对量化数据进行统计分析。

首先构建分析框架，其主要任务是确定分析单元和设立分析的类目。由于本研究针对医患关系质量驱动因素、患者行为反应具有独立的数据板块，因此，选择一个样本中特定的内容板块作为一个分析单元。为了确定分析单元的类目归属，需要设立分析类目。本研究在系统的文献回顾的基础上，确定了医患关系质量驱动因素和患者不满后行为反应的分析类目，如表 3-7 和表 3-8 所示。

表 3-7 医患关系质量驱动因素分析类目

医患关系质量驱动因素	类目
制度层面	医疗资源不平衡
	医疗投入不足
	社会保障制度和医保政策不健全
	医疗卫生体制不健全
医院层面	服务过程不满意
	服务结果不满意
	医疗费用不满意
患者层面	患者期望值过高
	患者知识和修养
	患者对医生的负面刻板印象
社会层面	社会风气和道德
	媒体的宣传误导

表 3-8 不满的患者行为反应分析类目

	类目
患者不满后的行为反应	医闹
	院内投诉或抱怨
	打骂医生
	法律诉讼
	向媒体曝光
	到主管部门投诉
	和医务人员争吵
	网络传播
	欠费
	中断治疗或不合作

其次，对样本进行编码并取得量化数据。为了保证编码结果的客观性

和可靠性，避免编码员解读相同信息时产生歧义，并使研究过程具有可重复性，我们采用了以下编码规则：①尽量使用样本本身的描述；②采用0/1编码规则，即是和否（秦石磊，2009）。本研究由四川大学企业管理专业一位博士生和一位硕士生对医患关系质量影响因素、患者不满后的行为反应和医患关系质量优化策略进行编码。主要从制度层面、医院层面、患者层面、社会层面对医患关系质量影响因素进行编码。正式编码之前，首先对两个编码人员进行内容分析法、研究目标、编码标准方面的培训。其次，让编码人员进行预编码，当编码结果的一致性达到85%以上时，才进行正式编码（Kassarjian H，1997）。

3.3.2 数据分析与结果

3.3.2.1 信度分析

为了检验主编码员的编码结果的可靠性，需要对编码结果进行信度分析，即比较编码员之间编码结果的一致性。针对每一个类目，若编码结果一致，则记为"1"；若编码结果不一致，则记为"0"。当编码结果一致性比率超过80%时，则通过信度检验。本研究各个类目的编码一致性均超过90%，远远超过了80%的可接受标准，说明编码结果的可靠性是可以接受的（GERY R，等，2000）。对于未达成一致的条目，通过讨论最终达成一致意见。

3.3.2.2 医患关系质量驱动因素分析

通过描述性统计方法对编码结果进行分析，结果显示，对医患关系质量具有驱动作用的因素主要包括四个方面：医院层面、制度层面、患者层面和社会层面。提及率最高的是医院层面，提及次数为134次，占总体的80.7%；其次是患者层面，提及次数为74次，占总体的44.6%；再次是制度层面，提及次数为18次，占总体的10.8%；提及率最低的是社会层面，提及次数为17次，占总体的10.2%，详见图3-5。

（1）医院层面

影响医患关系质量的医院层面的因素为医疗服务过程质量、诊疗结果质量、医疗费用，其中最为突出的是医疗过程质量，提及次数为117次，

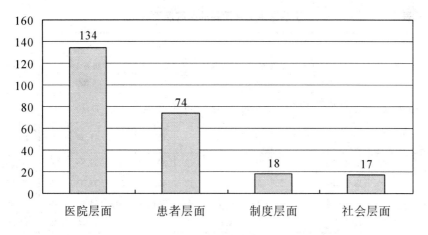

图 3-5　医患关系质量影响因素四大层面分布

占总样本的 70.5%；而诊疗结果质量并未如预期想象的那么高，提及次数为 65 次，占总样本的 39.2%；医疗费用提及率与诊疗结果质量相当，提及次数为 62 次，占总样本的 37.3%。

影响医患关系质量的医疗服务过程质量因素按提及次数依次为：服务态度、医患沟通、医疗技术、就医流程、挂号难易程度、服务是否到位、就医环境、医务人员责任心、医德医风、患者投诉或纠纷能否得到及时有效的解决，详见表 3-9。其中，服务态度和医患沟通的提及率均超过 30%，而医患沟通在三级医院的提及率（46.15）远高于二级（33.33%）和一级（27.27%），其原因和三级医院的患者量大、医务人员资源相对紧缺有关。

影响医患关系质量的诊疗结果质量要素为：未达到预期诊疗效果、存在医疗质量缺陷或发生医疗事故。其中，"未达到预期诊疗效果" 的提及次数为 50 次，占总体的 30.12%；"医疗质量缺陷或发生医疗事故" 的提及次数为 19 次，占总体的 11.45%。二级医院中 "未达到预期诊疗效果" 的提及率高于三级和一级医院，详见表 3-9。

医疗费用是影响医患关系质量的医院层面要素之一，该要素的提及次数为 62 次，占总体的 37.3%。其中，一级医院的提及率为 49.09%，高于二级和三级医院。

表 3-9   影响医患关系质量的医院层面因素

维度	指标	全样本		三级医院		二级医院		一级医院	
		提及次数（次）	提及率（%）	提及次数（次）	提及率（%）	提及次数（次）	提及率（%）	提及次数（次）	提及率（%）
诊疗结果不满意 (65, 39.2%)	未达到预期诊疗效果	50	30.12	10	25.64	28	38.89	12	21.82
	医疗质量缺陷或事故	19	11.45	5	12.82	8	11.11	6	10.91
就医过程不满意 (117, 70.5%)	服务态度	60	36.14	12	30.77	28	38.89	20	36.36
	医患沟通	57	34.34	18	46.15	24	33.33	15	27.27
	医疗技术	23	13.86	3	7.69	10	13.89	10	18.18
	就医流程	15	9.04	2	5.13	5	6.94	8	14.55
	挂号难易程度	13	7.83	1	2.56	3	4.17	9	16.36
	服务是否到位	12	7.23	2	5.13	4	5.56	6	10.91
	就医环境	11	6.63	3	7.69	4	5.56	4	7.27
	医德医风	10	6.07	4	10.25	3	4.17	3	5.46
	医务人员责任心差	8	4.82	2	5.13	3	4.17	3	5.45
	患者投诉或纠纷能否得到及时、有效解决	3	1.81	2	5.13	1	1.39	0	0.00
医疗费用 (62, 37.3%)	医疗费用高	62	37.35	9	23.08	26	36.11	27	49.09

（2）患者层面

影响医患关系质量的患者层面的因素主要为：患者的期望值过高、患者知识和修养以及患者对医生固有的不信任感。其中，"患者期望值过高"的提及次数最多，为 45 次，提及率为 27.11%；"患者对医生固有的不信任感"的提及率为 27 次，占总体的 16.27%，在一级医院表现得尤为明显；"患者知识和修养"的提及次数较少，为 19 次，占总体的 11.45%，详见表 3-10。

表 3-10   影响医患关系质量的患者层面因素

患者层面	全样本		三级医院		二级医院		一级医院	
	提及次数（次）	提及率（%）	提及次数（次）	提及率（%）	提及次数（次）	提及率（%）	提及次数（次）	提及率（%）
患者期望值过高	45	27.11	14	35.90	14	19.44	17	30.91

表3-10(续)

患者层面	全样本		三级医院		二级医院		一级医院	
	提及次数（次）	提及率（%）	提及次数（次）	提及率（%）	提及次数（次）	提及率（%）	提及次数（次）	提及率（%）
患者对医生固有的不信任感	27	16.27	4	10.26	12	16.67	11	20.00
患者知识和修养	19	11.45	1	2.56	12	16.67	6	10.91

（3）制度层面

影响医患关系质量的制度层面因素主要体现为医疗资源配备不平衡、社会保障制度与医保政策不健全、医疗投入不足、医疗卫生体制不健全，提及率如表3-11所示。

表3-11　　　　影响医患关系质量的制度层面因素

制度层面	全样本		三级医院		二级医院		一级医院	
	提及次数（次）	提及率（%）	提及次数（次）	提及率（%）	提及次数（次）	提及率（%）	提及次数（次）	提及率（%）
医疗资源不平衡	8	4.82	2	5.13	4	5.56	2	3.64
社会保障制度与医保政策	7	4.22	4	10.26	3	4.17	0	0.00
医疗投入不足	4	2.41	2	5.13	3	4.17	0	0.00
医疗卫生体制不健全	4	2.41	2	5.13	2	2.78	0	0.00

（4）社会层面

影响医患关系质量的社会层面因素主要表现为社会风气和道德以及媒体的宣传误导。其中媒体的宣传误导提及率较高，为7.83%，而社会风气和道德因素提及率较低，为3.01%，详见表3-12。

表3-12　　　　　影响医患关系质量的社会层面因素

社会层面	全样本		三级医院		二级医院		一级医院	
	提及次数（次）	提及率（%）	提及次数（次）	提及率（%）	提及次数（次）	提及率（%）	提及次数（次）	提及率（%）
社会风气和道德	5	3.01	1	2.56	3	4.17	1	1.82
媒体的宣传误导	13	7.83	2	5.13	6	8.33	5	9.09

3.3.2.3　不满的患者的行为反应

医院方面认为不满患者的行为反应主要表现为医闹、院内投诉或抱怨、打骂医生、法律诉讼、向媒体曝光、到主管部门投诉、和医务人员争吵、高额索赔、网络传播、欠费、中断治疗或不合作11个方面，详见表3-13。其中，提及率最高的是医闹，提及率为59.64%；其次是院内投诉或抱怨，提及率为35.54%；再次是法律诉讼，提及率为18.07%；中断治疗或不合作的患者最少，提及率为1.81%。

表3-13　　　　　不满患者的行为反应

不满患者的行为反应	提及次数（次）	提及率（%）
医闹	99	59.64
院内投诉或抱怨	59	35.54
法律诉讼	30	18.07
打骂医生	28	16.87
向媒体曝光	19	11.45
到主管部门投诉	12	7.23
和医务人员争吵	9	5.42
高额索赔	9	5.42
网络传播	9	5.42
欠费	9	5.42
中断治疗或不合作	3	1.81

3.3.3 小结

本研究通过内容分析法，对以医院工作人员为调查对象的"医患关系质量影响因素开放式调查问卷"进行结构内容分析，归纳出驱动医患关系质量的四大因素，包括医院层面、患者层面、制度层面和社会层面，其中提及率最高的是医院层面因素，而在医院层面因素中，过程质量对医患关系质量的影响远高于结果质量和医疗费用。由于医疗服务的专业性和医患双方拥有的医疗技术知识和信息的不对称性，患者层面因素对医患关系质量的影响也不容忽视。从医院视角透视不满患者的行为反应，发现医闹成为患者发泄不满以及趁机不当得利的主要方式，阻挠了医院的正常运行，对医务人员的生命安全带来威胁；院内投诉和抱怨行为也较为凸显，是患者发泄不满的正常反应，应引起医院的足够重视，采取针对性的措施，使其成为化解医患矛盾的契机。

3.4 医患双方认知差距分析

3.4.1 医患关系驱动因素认知差距分析

上述 3.2 和 3.3 的分析结果均表明服务质量对医患关系质量的影响大于医疗费用，在服务质量要素中，过程质量要素对医患关系质量的影响强度大于结果质量。然而，在各要素的提及率方面却存在明显差异，主要表现在以下方面：

（1）过程质量的影响强度认知不对称

患者对过程质量的提及率为 87%，而医院方面对过程质量的提及率为70.5%。由此可见，患者对就医过程的关注程度高于医院方面。虽然医院方面意识到过程质量的重要程度，但与患者的期望水平还存在一定差距。

（2）结果质量的影响强度认知不对称

从患者视角看，引起患者不满的结果质量提及率为 4.5%；而从医院视角看，引起患者不满的结果质量提及率却为 39.2%。导致该差异的原因可能为两个方面：首先，患者向医院反馈的不满意问题主要是结果质量，而过程质量的反馈较少；其次，由于医疗服务的专业性要求高，医院对结果重视程度高。

（3）医疗费用的影响强度认知不对称

从患者视角看，引起患者不满的医疗费用要素提及率为 8.4%，而从医院视角看，引起患者不满的医疗费用因素提及率为 37.3%。由于医疗服务的特殊性，虽然患者平时在抱怨看病贵问题，但在实际体验过程中，患者聚焦于诊疗过程和诊疗结果，在诊疗结果满意和诊疗过程顺畅的情况下，患者往往忽略医疗费用问题。

以上分析结果表明，患者和医院对医患关系质量影响因素的认知虽然具有一致性趋势，但也存在认知的不对称性。因此，医院应密切关注患者的体验，通过患者满意度调查、患者代表访谈等方法持续了解医患关系质量现状，并识别导致患者不满的关键因素，从而进行针对性的改进，才能构建和谐的医患关系，提升患者的再就医意愿。

3.4.2 不满患者的行为反应认知差距分析

从患者视角看，不满患者的行为反应不但包括投诉、抱怨、与当事人争吵、向媒体曝光等显性行为，还包括负向口碑传播、不再来该医院就医等隐性行为，即医院不能明显观测到的行为。从医院视角看，从医院高层管理者到基层医务人员，其观测到的不满患者的行为反应主要包括医闹、投诉、诉讼、向媒体曝光等显性行为。由此可见，患者和医院对不满患者行为反应的认知存在不对称性。医院在关注服务不满后带来的显性行为的同时，亦应关注患者不满后的隐性行为，因为患者的负向口碑传播对医院形象的负向作用不容忽视。医院及社会在关注医闹带来的负面效应的同时，更需要剖析医闹产生的根源，对患者满意度进行监测，识别关键问题，并进行相应的整改，提升医院的服务水平，促进和谐医患关系的形成。

3.5　医患关系质量提升路径

由于医患双方对医患关系质量驱动要素认知和不满的患者的行为反应认知均存在差距，本章以服务差距模型理论为基础，从差距弥合视角提出以下策略建议：

3.5.1　弥合医患感知差距

由于医患双方对医患关系质量认知与患者不满行为的认知均存在差距，表明医院各层管理者及医务人员对患者的需求、患者对服务质量及医疗费用方面的感知的认知还存在局限性。因此，医院应切实树立患者为中心的理念，建立患者需求识别机制，定期对患者进行调研和访谈，深入了解患者的需求及期望，识别医院运营管理的瓶颈，制定针对性的整改措施。

从患者视角看，医务人员服务态度差是影响医患关系质量最为突出的交互质量要素，与医务人员的服务意识密切相关。医院应从理念、制度和器物层面塑造医院文化，在全体员工中树立"以患者为中心"的服务价值观，通过典范学习、制度约束进行固化，从而外化为积极的行为。

3.5.2　建立服务质量标准

由于医疗服务是知识密集型和劳动密集型的服务行业，关乎服务对象的健康与生命安全，因此，医务人员应具有更高的专业技能要求，且需遵循操作标准。因此，医院应以患者满意为出发点，以行业标准为底线，制定"患者驱动"的服务质量标准。在医院运行过程中，"人"是执行质量标准的主体，医务人员的价值观、职业素养、专业技能会影响服务质量标准的贯彻与实施，进而影响医患关系质量。基于此，医院应做好以下几个方面的工作：

（1）加强内部营销，提升医务人员职业素养

菲利浦·科特勒认为："内部营销是指成功地雇佣、训练和尽可能激励员工很好地为顾客服务的工作。"其核心是培养医务人员的服务意识，提升医务人员职业素养，打造以患者为中心的医院文化，进行医务人员职业素养培训，转变医务人员思维模式，树立市场导向的服务理念，外化为医务人员的实际行动。医院应对医生进行有效激励，如将患者满意度测量结果与医务人员的绩效与晋升挂钩，通过激励制度激发医务人员的工作热情及潜能，外化为专业服务行为。

（2）加强医务人员培训，打造专业服务能力

基层医院的医疗技术水平偏低，导致患者对医疗技术不满意，从而涌向城市大型医院就医，导致"看病难"的问题日益凸显。因此，基层医院应通过内部培训和外部培养相结合的方式，不断提升医务人员专业技术水平，从而留住患者。

3.5.3 优化服务传递过程

大型医院的排队现象非常严重，一方面和门诊量大有关，另一方面和医院的就诊流程设计不合理导致的拥堵有关。长时间的等待会刺激负面情绪的产生，影响患者对服务质量的感知，导致医患关系紧张。而在人力、物力、财力各项资源有限的情况下，仅仅依靠扩大医院规模、增加医务人员数量，并不能从根本上解决拥堵问题。医院可通过电话预约、网络预约等方式，疏散患者门诊预约的拥堵与压力。另外，医院可借助信息化技术，通过分时段就诊等办法，通过流程再造、精益管理、模拟仿真等手段不断优化服务流程，缩短病人的等待时间，减少患者在医院的空间移动距离与频率，缓解患者拥堵状态，从而降低病人的时间成本和精力成本。

3.5.4 加强医患双向沟通

（1）借助多重媒介，促使合理期望形成

医生与患者之间存在信息不对称，患者了解的信息越少，越容易形成不合理的期望和判断，并产生消极情绪。本章研究显示，患者对诊疗结果

的期望过高是影响医患关系质量的重要因素。由于患者的知识水平和知识结构的限制，患者往往对医生形成过高的期望，但有些疾病在目前的医疗技术水平下无法完全得到根治，从而形成患者期望与现实感知之间的差距，导致其产生不满情绪。有些情绪激动的患者甚至将不满情绪发泄至医务人员身上，对医务人员造成本应避免的伤害。因此，无论是医院，还是卫生管理部门，可借助多种媒体，做好健康基础知识的科普，使患者形成合理的期望。

（2）提升沟通能力，消除患者不满情绪

由于医疗服务的专业性，医务人员在职业学习和成长过程中，更加强调专业技术能力的提升，而对沟通能力的重视程度不足。患者在就医过程中，因医患沟通问题导致的不满和纠纷非常突出，提升医务人员沟通能力成为各级医院工作的当务之急。因此，不仅要求医务人员具有过硬的专业技能，更需具备良好的沟通能力，以消除沟通不畅带来的误会，减少患者由于焦虑引起的情绪波动及极端行为。

3.5.5 实施服务质量监测

本章研究显示，服务质量是驱动医患关系质量的关键因素，对医患关系质量具有预示作用。因此，医院可通过定期监测服务质量，识别患者感知服务质量与预期服务质量的差距，分析差距产生的原因，以采取针对性的措施进行改进。服务质量监测的内容应涵盖过程质量和结果质量，且考虑医疗费用感知因素和患者个人特征，以确认是质量绩效出现问题还是医疗费用或患者个人特征的干扰。

我们实行服务质量监测问卷调查与医疗质量定量评估相结合、医院自行监测和第三方独立监测相结合的双结合模式。由于医疗服务的特殊性，患者将自身置于弱势地位，在接受服务质量调查时，担心给予负面评价会给自身带来麻烦，因此，患者往往给予正面评价。基于此，医院应在患者接受医疗服务后，再对其进行调查。医院在采取自行监测和第三方独立监测相结合模式时，可将监测结果进行比对，监测结果越接近，表明医院的"患者导向"价值观落实得越到位。

3.6 本章小结

本章运用关键事件法、内容分析法，整合患者视角和医院视角，探究了医患关系质量驱动因素和不满的患者的行为反应，以弥补现有研究从单一视角对医患关系进行探究的局限性。

从患者视角看，驱动医患关系质量的因素主要为过程质量、结果质量和医疗费用，其中，过程质量的提及率最高。引起满意和不满的事件中，过程质量、结果质量和医疗费用的事件比例分布存在差异，医疗费用引起不满的事件比例高于引起满意的事件比例，说明合理的医疗费用是保健因素，而非激励因素。

从医院视角看，驱动医患关系质量的因素可归纳为四个方面，依次为医院层面、患者层面、制度层面和社会层面，其中占据主导地位的是医院层面，而患者层面、制度层面和社会层面的因素也不容忽视。从医院层面看，驱动医患关系质量的要素和从患者视角进行的研究结论一致，分别为过程质量、结果质量和医疗费用，而其提及率存在差异。

患者对过程质量的提及率高于医院各层人员，而患者对医疗费用和结果质量的提及率低于医院各层人员，表明医患双方对各个要素的重要性认知存在不对称性。医患双方对患者不满后行为反应的认知亦存在差异，患者的反应包括显性和隐性两个层面，而医院观测到的是显性反应，而隐性反应对医院声誉的破坏力以及对和谐医患关系的构建具有重要影响。因此，医院应持续监测医患关系质量，及时发现问题，以实现医患关系质量的良性提升。

作为医院，如何实现科学有效地监测和评估医患关系质量是很重要的。由于过程质量是影响医患关系质量的关键要素，因此，第四章将从服务接触视角，构建门诊服务接触质量评价量表，为医院的实践操作提供依据。

4 门诊服务接触质量测量量表本土化开发

第三章的研究结果表明，无论是患者视角还是医院视角，门诊服务接触质量均为医患关系质量的关键驱动因素，由此可见，门诊服务接触质量对医患关系质量具有预测作用。与此同时，对门诊服务接触质量进行科学测量是弥合服务差距，优化医患关系质量的重要路径。那么，如何科学测量与评价门诊服务接触质量？已有研究尚未给出确切答案，本章将围绕该问题展开研究。

文献研究显示：关于医疗服务接触质量评价的量表较多，但多集中于对住院服务接触质量的测量，如包含入院流程、护理、医生、员工、食物、病房六个维度的住院服务接触质量量表。Burroughs 等（1999，2001）、Koichiro Otani（2009；2010）的检验表明，该量表具备良好的信度和效度。然而，专门针对门诊服务开发的门诊服务接触质量测量量表相对较少。虽然 Hannele Hiidenhovi，Pekka Laippala 和 Kaija Nojonen（2001）针对门诊服务开发了包含 12 个指标的测量量表，但由于中外医疗服务提供方式的差异性，不能直接引入国内。另外，该量表针对每一个接触环节，只有一个测项，其效度有待进一步验证。我国学者李霞、薛迪和丁瑾瑜从门诊患者视角、门诊医生视角探究门诊服务过程质量评价方法，但未形成完整的门诊服务接触质量测量量表。凌娟（2011）虽然从服务接触视角针对门诊服务设计了服务质量测量量表，但未涵盖检查、检验环节，且未涉及环境接触。印度学者 Nandakumar Mekoth（2011）的研究虽然涵盖了检查、检验环节，但由于印度和中国医疗服务市场的差异，缺乏代表性和针对性。基于此，本研究将针对中国情境下门诊服务特征，对门诊服务接触质量进行进一步修正，以保证门诊服务质量测量量表的可靠性和有效性。

本研究借鉴 Churchill（1979）和 Paul（1981）等所提出的量表开发范式，按照如下步骤修正门诊服务接触质量测量量表。第一，在文献回顾及与医生、患者进行深度访谈的基础上，界定门诊服务接触质量的概念与范畴；第二，运用文献研究法、关键事件法生成测量题项；第三，运用专家法对题项进行反复修改，形成量表的初始题项；第四，抽取小样本进行预调研，综合运用探索性因子分析和内部一致性检验净化初始题项，从而形成正式调研问卷；第五，抽取大样本进行正式调研，并通过验证性因子分析对量表的信度和效度进行检验，形成最终的门诊服务接触质量测量量表。本章的研究成果为进一步识别门诊服务接触质量中的魅力质量要素、一元质量要素和必备质量要素，以及探明门诊服务接触质量各维度对医患关系质量的驱动机理奠定了基础。

本章研究路线如图 4-1 所示。

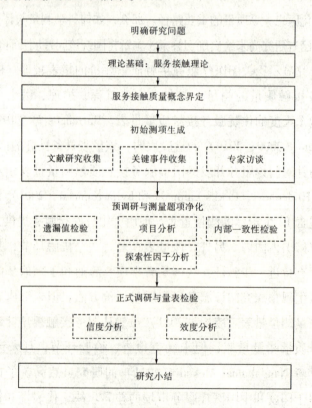

图 4-1　本章研究路线图

4.1　概念的界定

修正量表的一个重要前提是对概念进行界定。本研究依据范秀成教授提出的服务接触扩展模型，结合门诊服务特征，将门诊服务接触质量界定为患者在就医体验过程中通过与有形环境与设备、医务人员及服务系统的互动而形成的对门诊服务的总体认知和态度，如图4-2所示。本研究所界定的门诊服务接触质量的范畴包括三个方面：①门诊服务接触质量的评价主体是患者；②患者感知的门诊服务接触对象涵盖了就医过程中的有形环境与设备、医务人员和服务系统；③从评价的内容看，由于门诊服务的特殊性，治疗效果往往不能立竿见影，且评价的节点是取药结束阶段，因此，本研究中的评价内容未将服务结果纳入，主要聚焦于患者对门诊服务传递过程的感知。

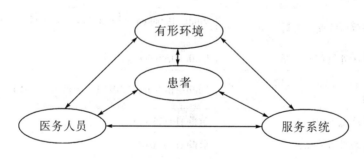

图4-2　门诊服务接触模型

4.2　初始题项的生成

本研究中门诊服务接触质量初始题项的来源主要包括三个途径：文献

研究、关键事件法和访谈法。本研究对医疗服务质量相关文献进行了梳理，借鉴了相关服务接触质量的测量题项，并结合中国门诊服务特征，进行了适当的修改。为了使门诊服务接触质量测量题项更具有针对性和全面性，另外一部分题项主要来自关键事件法抽取出来的题项，本研究将关键事件中提及率较高的关键语句进行了完善，形成了门诊服务接触质量的初始测量题项。

4.2.1 文献研究收集相关题项

本研究对门诊服务接触质量方面的国内外文献进行了系统收集、归纳与整理。为了保证描述的准确性，我们对国外服务接触质量测量量表进行了翻译-回译。在此基础上，归纳出 51 个题项，如表 4-1 所示。

表 4-1　　　国内外文献对门诊服务接触质量测量的题项汇总

题项	来源
①该医院医疗设备先进	Emin Babakus，等（1992）；黄静宜（2010）
②该医院医疗设备齐全	黄静宜（2010）
③该医院医疗设施舒适	Emin Babakus，等（1992）；Laith Alrubaiee（2011）
④医院所处位置交通便利	Laith Alrubaiee（2011）
⑤医院各楼层的指示牌、指路标志清晰	Laith Alrubaiee（2011）；黄静宜（2010）
⑥医院环境干净明亮	黄静宜（2010）
⑦诊断器具清洁无污	黄静宜（2010）
⑧医务人员着装整洁	Emin Babakus，等（1992）；Laith Alrubaiee（2011）；黄静宜（2010）
⑨医务人员训练有素	Laith Alrubaiee（2011）
⑩医务人员富有同情心	Emin Babakus，等（1992）
⑪医务人员处方准确	Emin Babakus，等（1992）
⑫医务人员乐意帮助患者	Emin Babakus，等（1992）
⑬医务人员知识丰富	Emin Babakus，等（1992）

表4-1(续)

题项	来源
⑭医务人员有礼貌	Emin Babakus，等（1992）；Hannele Hiidenhovi（2002）
⑮医务人员亲切和善	黄静宜（2010）
⑯医务人员告知患者准确的服务时间	Emin Babakus，等（1992）
⑰服务方便快捷	Emin Babakus，等（1992）；Laith Alrubaiee（2011）
⑱医院能在其承诺的时间提供服务	Emin Babakus，等（1992）；Laith Alrubaiee（2011）
⑲医务人员有激发患者信任的能力	Laith Alrubaiee（2011）
⑳医务人员善于倾听	Laith Alrubaiee（2011）；黄静宜（2010）
㉑医务人员在解决患者问题时是可靠的	Laith Alrubaiee（2011）
㉒医务人员详细解释患者病情	Laith Alrubaiee（2011）；黄静宜（2010）
㉓医生在诊疗过程中认真仔细	黄静宜（2010）
㉔医院开的处方药品是合理的	Laith Alrubaiee（2011）
㉕病历书写详细、规范	黄静宜（2010）
㉖药剂师详细说明用药方法与注意事项	黄静宜（2010）
㉗医生帮助患者建立信心	Laith Alrubaiee（2011）
㉘医院在提供服务的过程中不会出现差错	Laith Alrubaiee（2011）
㉙医院员工愿意帮助患者	Laith Alrubaiee（2011）
㉚医务人员给予患者个性化的关护	Laith Alrubaiee（2011）
㉛医务人员是谦虚的	Laith Alrubaiee（2011）；Nandakumar Mekoth（2011）
㉜医务不会因为太忙而不处理患者的要求	Laith Alrubaiee（2011）
㉝医务人员了解患者的需求	Laith Alrubaiee（2011）
㉞医务人员重视患者利益	Laith Alrubaiee（2011）

表4-1（续）

题项	来源
㉟医务人员尊重我，为我考虑	黄静宜（2010）
㊱医务人员专业技能好	Hannele Hiidenhovi（2002）；黄静宜（2010）
㊲患者能在预约的时间接受服务	Hannele Hiidenhovi（2002）
㊳医务人员服务意识强	Hannele Hiidenhovi（2002）
㊴医务人员尊重患者隐私	Hannele Hiidenhovi（2002）；黄静宜（2010）
㊵医院提供充足的检查及效果信息	Hannele Hiidenhovi（2002）
㊶医院提供用药信息和药品的效果信息	Hannele Hiidenhovi（2002）
㊷医生能清晰解释病情	Nandakumar Mekoth（2011）
㊸医生专业知识丰富	Nandakumar Mekoth（2011）
㊹医务人员自信	Nandakumar Mekoth（2011）
㊺医务人员关心患者	Nandakumar Mekoth（2011）
㊻检查人员工作效率高	Nandakumar Mekoth（2011）
㊼检查人员态度友好	Nandakumar Mekoth（2011）
㊽等待检查结果时间合理	Nandakumar Mekoth（2011）
㊾等待挂号时间合理	Nandakumar Mekoth（2011）
㊿候诊时间合理	Nandakumar Mekoth（2011）
○51就医过程方便快捷	黄静宜（2010）

4.2.2 关键事件收集"关键词条"

为了实现门诊服务接触质量测量量表的本土化，本研究采用关键事件法和深度访谈法收集关于门诊服务接触质量的关键词条。

本研究通过问卷星、四川大学 MBA 教学平台发放问卷，进行关键事件的收集。我们要求调查对象回忆最近一次在接受医疗服务过程中，所经历的一次最满意或最不满意的事件，然后回答以下问题："这一事件是最满意的还是最不满意的？该事件发生的时间是什么时候？这一事件的经过是怎样的？这一事件涉及哪些人？不满意或满意的原因是什么？"

本次调查共发放问卷 585 份，为了确保数据的有效性，我们采用以下标准对问卷进行筛选：①事件描述必须站在患者的角度，情节完整，细节充分，且反映服务提供者与患者（受访者）之间的直接接触；②为了防止记忆偏差，所以我们剔除事件发生时间超过半年的问卷。最终，我们获得有效问卷 446 份，其中满意事件 122 件，不满意事件 324 件。调查对象中：男性为 201 人（45.1%）、女性为 245 人（54.9%）；初中及以下学历者为 8 人（1.8%）、高中/中专学历者为 108 人（24.2%）、大专/本科学历者为 246 人（55.2%）、研究生及以上学历者为 84 人（18.8%）；18~25 岁样本为 165 人（37.0%）、26~35 岁为 228 人（51.1%）、36~45 岁为 47 人（10.5%）、46~55 岁为 4 人（0.9%）、56 岁以上为 2 人（0.5%）。

本研究采取内容分析法对关键事件进行分析，将满意和不满事件中与服务接触无关的因素剥离，如"诊疗效果不好""医疗费用高"等，仅保留与服务接触相关的因素，并将出现频率较高的服务接触质量要素进行归纳整理，整理结果如表 4-2 所示。

表 4-2　　　　　　　　　　　　关键事件获取的题项

题项	题项
该医院医疗设备先进	病历书写清晰、规范
该医院干净、整洁	医生推荐合理的治疗方案
就诊环境舒适	医务人员向我详细说明用药方法与注意事项
医院空间布局合理	医务人员注意保护我的隐私
医院所处位置交通便利	挂号非常困难
医务人员态度恶劣	候诊时间过长
医务人员回答、解释问题时很有耐心	缴费方便快捷
医生还没听完我的病情描述就开始开药	取药方便快捷
医务人员认真负责	我能及时获得各项化验、检查结果
医务人员尊重我	我提出的问题或投诉能得到及时回应、积极解决
医务人员关心患者	询问医务人员时能得到及时解答

表4-2(续)

题项	题项
医务人员专业知识丰富	医生开了太多药
医务人员在检查、诊疗时操作熟练	检查项目过多
医务人员能清晰解释我的病情	医院允许我在其他地方购买药物
医生在诊疗过程中认真、仔细	就诊过程顺利

4.2.3 初始测量题项的形成

本研究对来自文献研究和关键事件分析的题项进行汇总，通过初步分析处理后，将含义相同或类似的题项进行合并处理。由于测量题项中存在负面描述的题项，本研究根据测量大师罗伯特·F. 德维利斯（Robert F. Devellis）的观点，对负面描述的题项进行处理。罗伯特·F. 德维利斯认为在同一个量表中，一些题项用正面语句描述，一些题项用负面语句描述，正负语句数目相当，避免被试断言、默认或同一性偏袒。然而，正负题项交叉的测量量表需要付出一定的代价，其原因是被试在答题过程中可能将题项的方向弄混，尤其当填写的问卷较长时，调查对象往往忽略了问题提出的方向性，而仅仅考虑了强度，从而导致收集到的反向题项的结果很难令人满意。罗伯特·F. 德维利斯提出在同一量表中反向题项的弊大于利。基于此，本研究将反向题项转化成正向题项，总共形成了包含22个题项的初始量表。

我们邀请了4名医院管理专家、3名医院门诊管理人员、3名患者代表，共10位专业人士对汇总后的题目进行了内容项目的评价和筛选。其中，4名医院管理专家中有1位博士生导师、1位硕士生导师、2名医院管理方向的博士；3名医院门诊管理人员，分别为来自三甲医院的门诊部主任、副主任和护士长，他们熟悉门诊服务接触要素，长期致力于提升医疗服务质量实践。根据Bennett和Robinson（2000）的建议，题项的评价和筛选主要参照以下三个标准：首先，分析各题项的描述是否清晰、准确，尤其需要注意是否存在歧义；其次，分析各题项能否准确表达所要测量的概念；最后，对各题项所描述的服务接触质量的内容在门诊服务接触中是否具有普遍性进行评定。本研究采取李克特 5 级量表进行评价："1"表示没有人有该感受，"2"表示较少人有该感受，"3"表示不确定，"4"表示有较多人有该感受，"5"表示该感受非常普遍。根据 10 位专业人士对各个题项的评定，本研究将均值低于 2 的题项予以删除，最终得到 19 项对感知服务接触质量内容的描述，见表 4-3。

表 4-3　　　　　　　　　　初步分析后予以保留的题项

维度	测项	最大值	最小值	均值
有形环境接触	①该医院干净、整洁	4	1	3.50
	②该医院医疗设备先进	5	1	3.97
	③医院各楼层的指示牌、指路标志清晰	4	1	2.75
	④医务人员衣着规范、举止得体	4	1	2.38
	⑤该医院就诊环境舒适	5	1	3.44
	⑥该医院所处位置交通便利	4	1	3.18
医务人员接触	①医务人员尊重我、为我考虑	5	1	3.80
	②医务人员专业知识丰富	5	2	3.94
	③医务人员在检查、诊疗时操作熟练	5	2	3.83
	④医务人员能清晰解释我的病情	5	2	3.72
	⑤医生在诊疗过程中认真、仔细	5	1	3.76
	⑥病历书写清晰、规范	5	1	3.06
	⑦医生推荐合理的治疗方案	5	2	3.66
	⑧医务人员向我详细说明用药方法与注意事项	5	1	3.87
	⑨医务人员注意保护我的隐私	4	1	3.68
服务系统接触	①挂号、候诊、缴费、取药方便快捷	5	1	3.67
	②我能及时获得各项化验、检查结果	5	1	3.55
	③我提出的问题或投诉能得到及时回应、积极解决	4	1	3.43
	④询问医务人员时能得到及时、详细解答	5	1	3.45

4.3 预调研与测量题项净化

预调研的目的是通过初步调查获得基础数据，通过对初始量表进行信度和效度分析，对问卷进行修正和完善。本研究根据邱皓政等（2009）的建议，依据下列五项标准检验题项，以确定题项是否删除或保留，具体包括：遗漏值检验，项目分析，项目—总体相关分析，删除项目后内部一致性系数是否提高，因子分析结果中各题项在所属因子下的因子载荷值。

4.3.1 预调研样本概况

吴明隆（2003）提出预调研对象与正式调研对象在基本属性方面应保持一致性，且预调研样本数量应为问卷中包含题项最多的分量表的题项的3至5倍。Hair等（2006）建议进行因子分析时，应保证有效样本的数量不少于100份，Gorsuch（1983）认为有效样本数量与问卷题项的比值应达到5∶1的最低标准，且越高越好。

本研究调查问卷包括23个题项，考虑研究时间、人力与成本等因素的限制，本研究采取方便抽样的方式，在成都市第五人民医院、成都中医药大学附属医院、四川大学华西医院抽取了340位具有填写意愿的患者进行问卷调查，共发放问卷340份，剔除无效问卷55份（剔除标准为规律性作答或漏答较多），共回收有效问卷285份，问卷的回收有效率为83.82%，满足了样本容量的要求。本研究采取李克特7级量表调查患者对门诊服务接触质量的感受。1表示非常不同意，2表示不同意，3表示比较不同意，4表示不确定，5表示比较同意，6表示同意，7表示非常同意。样本概况如表4-4所示。

表 4-4　　　　　　　　　预调研样本概况

年龄	构成比例（%）	文化程度	构成比例（%）	性别	构成比例（%）	疾病严重性	构成比例（%）
18~25 岁	34.5	小学及以下	45.1	男	43.4	严重	5.6
26~35 岁	30.7	初中	13.5			比较严重	14.4
36~45 岁	19.4	高中或中专	19.7			一般	64.2
46~55 岁	10.0	大专或本科	54.4	女	56.6	很轻	15.8
56 岁以上	5.4	研究生及以上	7.3				

4.3.2　遗漏值检验

遗漏值检验显示各题项不存在显著的遗漏偏差，因此，各题项均予保留。

4.3.3　项目分析

项目分析（Item discrimination）旨在分析各个题项的项目鉴别力。学者们将题项的鉴别力作为评价和筛选题项的重要参数之一，亦是进行因子分析的基础和前提。项目分析的操作流程如下：首先，根据调查对象在预调研量表的得分高低，将其分为高分组和低分组；其次，分析高低两组被试在各题项上均值差异的显著性水平。当两组均值存在显著差异时，表明该题项能鉴别不同调研对象的反应，具有鉴别度。

本研究针对每个题项，以高分组和低分组为分组变量，进行了独立样本 T 检验，由此判断各题项是否具有鉴别度。鉴别度的判断遵循以下标准：如果某题项的方差齐性检验（Levene's Test for Equality of Variances）的 F 值检验结果不显著（$p>0.05$），则表示两组具有方差齐性（Equal variances assumed），需要观察方差齐时 t 值的显著性。如果 t 值显著（$p<0.05$），则表明该题项具有鉴别度；如果 t 值不显著（$p>0.05$），则表明该题项不具有鉴别度。反之，如果某题项的方差齐性检验的 F 值检验结果显著（$p<0.05$），则表示两组样本不具有方差齐性（Equal variances not assumed），需要观测方差不齐时的 t 值的显著性。如果 t 值显著（$p<0.05$），

则表明该题项具有鉴别度；如果 t 值不显著（$p>0.05$），则表明该题项不具有鉴别度。具体分析结果见表4-5。

表4-5 　　　　　　　　　　　独立样本 T 检验

门诊服务接触质量题项		Levene's Test for Equality of Variances		t-test for Equality of Means		
		F	Sig.	t	df	Sig.（双侧）
EQ1	假设方差相等	40.236	0.000	-9.290	283	0.000
	假设方差不相等			-8.869	207.061	0.000
EQ2	假设方差相等	5.076	0.025	-6.616	283	0.000
	假设方差不相等			-6.527	251.271	0.000
EQ3	假设方差相等	15.492	0.000	-5.358	283	0.000
	假设方差不相等			-5.236	239.044	0.000
EQ4	假设方差相等	23.813	0.000	-7.493	283	0.000
	假设方差不相等			-7.387	250.333	0.000
EQ5	假设方差相等	23.714	0.000	-10.773	283	0.000
	假设方差不相等			-10.404	222.902	0.000
EQ6	假设方差相等	20.704	0.000	-6.564	283	0.000
	假设方差不相等			-6.357	226.540	0.000
PQ1	假设方差相等	20.432	0.000	-15.559	283	0.000
	假设方差不相等			-14.826	204.636	0.000
PQ2	假设方差相等	29.026	0.000	-13.550	283	0.000
	假设方差不相等			-12.831	196.299	0.000
PQ3	假设方差相等	16.906	0.000	-11.254	283	0.000
	假设方差不相等			-10.830	217.948	0.000
PQ4	假设方差相等	54.769	0.000	-13.727	283	0.000
	假设方差不相等			-12.875	184.120	0.000
PQ5	假设方差相等	57.631	0.000	-12.740	283	0.000
	假设方差不相等			-11.968	186.147	0.000

表4-5(续)

门诊服务接触质量题项		Levene's Test for Equality of Variances		t-test for Equality of Means		
		F	*Sig.*	*t*	*df*	*Sig.*（双侧）
PQ6	假设方差相等	32.248	0.000	−10.315	283	0.000
	假设方差不相等			−9.795	199.914	0.000
PQ7	假设方差相等	58.539	0.000	−14.175	283	0.000
	假设方差不相等			−13.258	180.723	0.000
PQ8	假设方差相等	56.327	0.000	−11.688	283	0.000
	假设方差不相等			−10.875	174.351	0.000
PQ9	假设方差相等	23.606	0.000	−7.686	283	0.000
	假设方差不相等			−7.533	242.769	0.000
SQ1	假设方差相等	4.183	0.042	−9.438	283	0.000
	假设方差不相等			−9.181	232.714	0.000
SQ2	假设方差相等	14.498	0.000	−12.679	283	0.000
	假设方差不相等			−12.023	198.165	0.000
STQ3	假设方差相等	8.408	0.004	−15.002	283	0.000
	假设方差不相等			−14.222	197.843	0.000
SQ4	假设方差相等	18.551	0.000	−14.495	283	0.000
	假设方差不相等			−14.001	223.159	0.000

数据分析结果显示，所有题项的 *t* 值均具有显著性，说明所有题项均具有良好的鉴别度，因此，需保留所有的题项，以进一步做因子分析。

4.3.4 相关系数与内部一致性检验

Churchill（1979）指出，在进行探索性因子分析之前需要对题项进行净化，以消除"垃圾题项"。净化题项的标准是观测单项-总体相关系数（CITC），一般认为当 CITC 小于 0.5 时，可以考虑将该题项删除（刘怀伟，2003），也有学者认为 CITC 大于 0.3 即可保留该题项（卢纹岱，2002），本研究依据 CITC 大于 0.5 的标准净化题项。题项净化前后均需要计算

Cronbach's α 系数，以评价一致性水平是否通过题项净化得到显著提高，从而判断概念维度划分的准确性。

我们运用 SPSS 统计软件对量表各因子的 CITC 系数和 Cronbach's α 系数进行计算，计算结果如表 4-6 所示。从表中可以看出，有形环境接触维度中的题项 6 的 CITC 值为 0.401，低于有效标准 0.5，删除该测项后，有形环境接触维度的 Cronbach's α 系数有所提高，由原来的 0.771 提高至 0.778，剩余各题项的 CITC 值均符合要求，因此删除题项 6。医务人员接触维度中的题项 9 的 CITC 值为 0.481，低于有效标准 0.5，题项删除后，可靠性维度的 Cronbach's α 系数由原来的 0.923 提升至最终的 0.928，剩余各题项的 CITC 值均超过最低标准，因此删除医务人员接触维度中的题项 9。服务系统接触维度中各题项的 CITC 值均符合要求，Cronbach's α 系数为 0.852，该维度的所有题项均需保留。因此，通过内部一致性信度分析，去掉有形环境接触中的题项 6 和医务人员接触的题项 9，剩余 17 个题项，待进行探索性因子分析。

表 4-6　　　　　　　　　　CITC 分析结果

维度	题项	CITC	删除该项后的 α 系数	整体 Cronbach's α 系数
有形环境接触	EQ1	0.641	0.708	0.771
	EQ2	0.538	0.732	
	EQ3	0.389	0.569	
	EQ4	0.520	0.740	
	EQ5	0.684	0.690	
	EQ6	0.401	0.778	

表4-6(续)

维度	题项	CITC	删除该项后的 α 系数	整体 Cronbach's α 系数
医务人员接触	PQ1	0.750	0.912	0.923
	PQ2	0.779	0.911	
	PQ3	0.720	0.915	
	PQ4	0.779	0.910	
	PQ5	0.798	0.909	
	PQ6	0.695	0.916	
	PQ7	0.805	0.908	
	PQ8	0.706	0.915	
	PQ9	0.481	0.928	
服务系统接触	SQ1	0.596	0.851	0.852
	SQ2	0.709	0.805	
	SQ3	0.763	0.781	
	SQ4	0.710	0.805	

4.3.5 探索性因子分析

项目分析和内部一致性检验后，需要进一步进行探索性因子分析以检验该量表的结构效度（Construct validity），即评价该量表能否测量理论的概念或特质。探索性因子分析旨在确定量表的潜在结构、净化题项。在进行探索性因子分析前，需要进行题项间相关系数分析和 KMO 样本测度和巴莱特球体检验，以判断所分析的数据是否适合做因子分析。

4.3.5.1 题项间相关系数分析

相关系数分析的具体步骤如下：首先，观察各题项间相关系数是否显著（$p<0.05$），如果不显著需要删除；其次，观察相关系数的大小，如果相关系数偏低，则意味着很难找到共同因子，如果题项间相关系数过高（超过 0.80），应予以删除，再进行因子分析。题项间相关系数分析结果如表 4-7 所示，本研究中 17 个题项间相关系数均显著（$p<0.05$），且相关系数均未超过 0.8，表明以上题项均需保留，且适合做探索性因子分析。

表 4-7　各题项间的相关系数 (n=285)

题项	EQ1	EQ2	EQ3	EQ4	EQ5	PQ1	PQ2	PQ3	PQ4	PQ5	PQ6	PQ7	PQ8	SQ1	SQ2	SQ3
EQ2	0.536**															
EQ3	0.291**	0.373**														
EQ4	0.368**	0.321**	0.328**													
EQ5	0.609**	0.471**	0.357**	0.489**												
PQ1	0.506**	0.396**	0.317**	0.391**	0.503**											
PQ2	0.512**	0.402**	0.307**	0.393**	0.552**	0.677**										
PQ3	0.382**	0.348**	0.260**	0.334**	0.411**	0.549**	0.713**									
PQ4	0.483**	0.387**	0.313**	0.346**	0.490**	0.641**	0.666**	0.641**								
PQ5	0.491**	0.329**	0.374**	0.458**	0.498**	0.621**	0.631**	0.605**	0.766**							
PQ6	0.383**	0.278**	0.208**	0.381**	0.371**	0.543**	0.557**	0.597**	0.531**	0.647**						
PQ7	0.435**	0.298**	0.338**	0.442**	0.493**	0.605**	0.649**	0.548**	0.681**	0.774**	0.694**					
PQ8	0.447**	0.367**	0.343**	0.382**	0.421**	0.635**	0.624**	0.516**	0.570**	0.549**	0.515**	0.635**				
SQ1	0.275**	0.172**	0.258**	0.373**	0.455**	0.416**	0.328**	0.267**	0.322**	0.345**	0.298**	0.369**	0.393**			
SQ2	0.355**	0.296**	0.303**	0.432**	0.518**	0.537**	0.438**	0.399**	0.435**	0.572**	0.461**	0.593**	0.453**	0.589**		
SQ3	0.365**	0.234**	0.322**	0.347**	0.440**	0.558**	0.458**	0.446**	0.557**	0.577**	0.459**	0.575**	0.507**	0.510**	0.644**	
SQ4	0.382**	0.280**	0.329**	0.413**	0.368**	0.606**	0.422**	0.368**	0.562**	0.586**	0.456**	0.587**	0.564**	0.472**	0.571**	0.770**

注: * $p<0.05$, ** $p<0.01$。

4.3.5.2　KMO 样本测度和巴莱特球体检验

本研究根据 F. N. Kerlinger（1986）的建议，通过对样本进行 KMO 样本测度和巴莱特球体检验，判断该量表测量题项是否适合做因子分析。Kaiser（1974）提出了 KMO 度量标准，认为：当 KMO 大于 0.9 时，表示该量表非常适合做因子分析；当 KMO 介于 0.8~0.9 时，表示适合；当 KMO 介于 0.6~0.7 时，表示一般；当 KMO 介于 0.5~0.6 表示不太适合；当 KMO 小于 0.5 时，表示极不适合。

我们通过对门诊服务接触质量进行内部一致性信度检验，对符合标准的 17 个题项做 KMO 与巴莱特球体检验。分析结果如表 4-8 所示，量表的 KMO 值为 0.926，大于 0.9，且通过 Bartlett's 球体检验（$P<0.001$），表明该量表非常适合做因子分析。

表 4-8　　　　　　　　　　　　　KMO 和 Bartlett 检验

Kaiser–Meyer–Olkin Measure of Sampling Adequacy.		0.922
Bartlett 的球体检验	近似卡方	3 106.298
	df	136
	Sig.	0.000

4.3.5.2　碎石图与累计解释方差

本研究运用主成分分析法，通过方差最大化正交旋转，提取特征根大于 1 的因子，并对题项进行进一步净化。对题项净化主要参照以下两个标准：首先，题项在所属因子上的载荷须大于 0.5；其次，如果某个题项同时在两个或两个以上的因子载荷均超过了 0.5，则需要修正或删除该题项。

对门诊服务接触质量 17 个题项进行因子分析后，共提取 3 个因子，得到的碎石图如图 4-3 所示。

从碎石图的走势来看，在第三个因子的位置出现了明显的拐点，表明可以提取三个较为独立的公因子。三个公因子的累计解释方差为 67.075%，大于 60% 的临界标准（Hair，等，2006），其中因子 1 的初始特征值为 8.223，对总方差的解释率为 51.392%；因子 2 的初始特征值为 1.312，对总方差的解释率为 8.199%,；因子 3 的初始特征值为 1.198，对

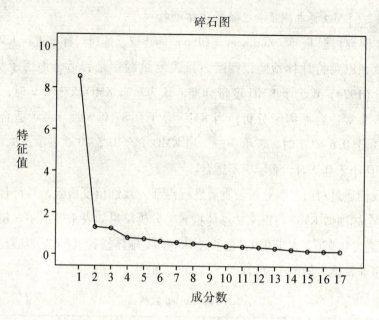

图 4-3   因子分析碎石图

总方差的解释为 7.484%，详见表 4-9。

表 4-9   解释的总方差

成分	初始特征值			提取平方和载入			旋转平方和载入		
	合计	方差的百分比（%）	累积百分比（%）	合计	方差的百分比（%）	累积百分比（%）	合计	方差的百分比（%）	累积百分比（%）
1	8.223	51.392	51.392	8.223	51.392	51.392	4.928	30.801	30.801
2	1.312	8.199	59.591	1.312	8.199	59.591	3.189	19.933	50.734
3	1.198	7.484	67.075	1.198	7.484	67.075	2.615	16.341	67.075
4	0.790	4.935	72.010						
5	0.659	4.118	76.128						
6	0.599	3.745	79.874						
7	0.525	3.281	83.154						
8	0.499	3.120	86.275						
9	0.394	2.464	88.739						
10	0.376	2.353	91.092						
11	0.351	2.195	93.287						

表4-9(续)

成分	初始特征值			提取平方和载入			旋转平方和载入		
	合计	方差的百分比(%)	累积百分比(%)	合计	方差的百分比(%)	累积百分比(%)	合计	方差的百分比(%)	累积百分比(%)
12	0.307	1.920	95.207						
13	0.241	1.503	96.710						
14	0.193	1.208	97.918						
15	0.171	1.071	98.989						
16	0.162	1.011	100						

注：提取方法为主成分分析。

4.3.5.3 因子载荷

对门诊服务接触质量17个题项进行因子分析后，共提取3个因子。各因子题项的构成与预期一致，除有形环境接触因子的题项4的因子载荷小于0.5，其他题项均超过了0.5的边界值，如表4-10所示。因此，对题项4予以删除，得到具有3个因子16个题项的正式测量量表，如表4-11所示。

表4-10　　　　　　　　旋转成分矩阵

题项	成分		
	1	2	3
EQ1	0.365	0.117	0.699
EQ2	0.222	−0.010	0.794
EQ3	0.100	0.291	0.550
EQ4	0.210	0.417	0.476
EQ5	0.280	0.343	0.687
PQ1	0.635	0.379	0.327
PQ2	0.759	0.135	0.381
PQ3	0.787	0.078	0.228
PQ4	0.766	0.241	0.270
PQ5	0.744	0.362	0.244
PQ6	0.751	0.243	0.101

表4-10(续)

题项	成分		
	1	2	3
PQ7	0.739	0.407	0.185
PQ8	0.612	0.346	0.288
SQ1	0.077	0.773	0.220
SQ2	0.317	0.735	0.234
SQ3	0.431	0.734	0.103
SQ4	0.428	0.709	0.129

注：提取方法为主成分。

旋转法为具有 Kaiser 标准化的正交旋转法，旋转在 7 次迭代后收敛。

表 4-11   门诊服务接触质量正式调查问卷

因子	测项
有形环境接触	①该医院干净、整洁
	②该医院医疗设备先进
	③医院各楼层的指示牌、指路标志清晰
	④该医院就诊环境舒适
医务人员接触	①医务人员尊重我、为我考虑
	②医务人员专业知识丰富
	③医务人员在检查、诊疗时操作熟练
	④医务人员能清晰解释我的病情
	⑤医生在诊疗过程中认真、仔细
	⑥病历书写清晰、规范
	⑦医生推荐合理的治疗方案
	⑧医务人员向我详细说明用药方法与注意事项
服务系统接触	①挂号、候诊、缴费、取药方便快捷
	②我能及时获得各项化验、检查结果
	③我提出的问题或投诉能得到及时回应、积极解决
	④询问医务人员时能得到及时、详细解答

4.4 正式调研与量表检验

4.4.1 数据搜集与样本结构

我们采用现场调查法，在四川大学华西医院、成都中医药大学附属医院、成都市第五人民医院采取方便抽样的方式共发放问卷500份。由于发放问卷前与患者或家属进行了沟通，获得了认可，因此，问卷全部回收，剔除填写不完整或填写不认真的样本，共获得有效问卷371份。有效样本数量满足了样本量至少为测量题项5倍的要求（Nunnally & Berstein，1994），样本分布情况如表4-12所示。被调查患者中，男性为161人，占总体的43.4%；女性为210人，占总体的56.6%。18~25岁的患者为128人，占总体的34.5%；26~35岁的患者为114人，占总体的30.7%；36~45岁的患者为72人，占总体的19.4%；46~55岁的为37人，占总体的10%；56岁以上的患者有20人，占总体的5.4%。被调查患者中，小学及以下的患者为19人，占总体的5.1%；初中文化水平的患者为50人，占总体的13.5%；具有高中或中专学历的患者为73人，占总体的19.7%；具有大学本科学历的患者为202人，占总体的54.4%；具有研究生以上学历的患者为27人，占总体的7.3%。

表4-12　　　　　　　　　　样本特征

年龄	构成比例（%）	文化程度	构成比例（%）	性别	构成比例（%）
18~25岁	34.5	小学及以下	5.1	男	43.4
26~35岁	30.7	初中	13.5	男	43.4
36~45岁	19.4	高中或中专	19.7		
46~55岁	10.0	大专或本科	54.4	女	56.6
56岁以上	5.4	研究生及以上	7.3	女	56.6

4.4.2 信度分析

信度是指量表测量结果的一致性、稳定性和可靠性。信度的检验通常通过内部一致性信度（Consistency Coefficient）、组合信度（Composite Reliability）、折半信度（Spit Half Reliability）及重测信度（Test-Retest Reliability）等指标实现。本研究主要采用前三种信度指标进行信度检验。

首先，运用 SPSS 软件计算出量表中每一个维度的 Cronbach's α 系数，结果表明门诊服务接触质量三个维度的 Cronbach's α 系数在 0.754 和 0.923 之间，均超过了 0.7 的可接受水平，并且删除任何一个题项均导致 Cronbach's α系数降低，表明不应该删除任何一个题项，量表的内部一致性良好，题项设计合理。根据 Ruekert 等（1984）的建议，需要再对项目-总体性相关系数进行检验，分析结果表明各个题项与其所在的维度上的相关系数均高于 0.5 的标准，所有题项均需保留。

表 4-13 信度分析结果

变量	测项	初始 CITC	项已删除的 Cronbach's Alpha 值	Cronbach's α	组合信度	折半信度
有形环境接触	EQ1	0.618	0.661	0.754	0.805	0.747
	EQ2	0.544	0.700			
	EQ3	0.501	0.734			
	EQ4	0.563	0.689			
医务人员接触	PQ1	0.725	0.914	0.923	0.898	0.906
	PQ2	0.767	0.911			
	PQ3	0.706	0.916			
	PQ4	0.782	0.910			
	PQ5	0.805	0.908			
	PQ6	0.667	0.920			
	PQ7	0.801	0.908			
	PQ8	0.694	0.917			

表4-13(续)

变量	测项	初始CITC	项已删除的Cronbach's Alpha 值	Cronbach's α	组合信度	折半信度
服务系统接触	SQ1	0.619	0.835	0.847	0.828	0.799
	SQ2	0.702	0.798			
	SQ3	0.733	0.785			
	SQ4	0.693	0.805			

其次，计算每个维度的组合信度。门诊服务接触质量三个维度的组合信度分别为 0.805，0.898，0.828，均超过了 0.7 的最低可接受标准，表明该量表的组合信度较好。

最后，运用 SPSS 工具对门诊服务接触质量三个因子进行折半信度检验，其折半信度分别为 0.747，0.906，0.799，表明该量表的折半信度较好。

一致性信度检验、组合信度检验及折半信度检验结果均表明门诊服务接触质量测量量表信度良好。

4.4.3　效度分析

经过检验，量表的信度良好，接下来进行量表的效度检验。效度是指量表能准确测量出所要测量变量的程度。效度包括效标效度、内容效度、结构效度、收敛效度、区别效度。效标效度是指测量工具的预测评估能力，由于本研究不具有预测特性，因此无须做效标效度检验。

4.4.3.1　内容效度分析

内容效度是指量表涵盖所测量对象的程度，其判断标准是：首先，量表能否精准测量所观测的变量；其次，量表是否涵盖了所要测量的概念和变量。门诊服务接触质量测量量表的开发以扎实的文献研究为基础，以关键事件法、访谈法为方法，且邀请同行专家进行了反复论证和修正，因此该量表能够比较全面地涵盖和反映门诊服务接触质量变量内容，具有良好的内容效度。

4.4.3.2 结构效度分析

本研究采用探索性因子分析对门诊服务接触质量测量量表的结构效度进行检验。随机抽取调查样本中一半数据，运用主成分分析法和方差最大化正交旋转提取特征值大于 1 的因子。分析结果如表 4-14 所示。

分析结果显示 KMO 值为 0.919。根据 Kaiser（1974）的主张，当 KMO 值小于 0.5 时不适合做因子分析；当 KMO 值大于 0.5 而小于 0.6 时，非常勉强；当 KMO 值大于 0.6 小于 0.7 时不太适合，当 KMO 值大于 0.7 小于 0.8 时，适合；当 KMO 值大于 0.8 小于 0.9 时，很适合；当 KMO 大于 0.9 时非常适合。因此，该量表非常适合做探索性因子分析。此外，Bartlett'S 球体检验的卡方值为 1 858.21，自由度为 120，$P = 0.000\ 0$，具有显著性，表明适合做因子分析。

因子分析结果显示，特征根大于 1 的因子共有 3 个，其累计方差解释比率达到 68.1%。从各个因子的负荷情况可以看出，这 3 个因子与预先设想的门诊服务接触质量的三个维度完全一致。16 个题项均负荷至其对应的因子上，所有因子负荷系数均超过了 0.5，并且没有出现交叉负荷的题项，表明量表具有较好的区别效度。因此，本研究中门诊服务接触质量概念维度划分合理。

表 4-14 旋转成分矩阵

	成分		
	1	2	3
EQ1	0.260	0.162	0.750
EQ2	0.217	-0.017	0.793
EQ3	0.088	0.287	0.687
EQ4	0.319	0.293	0.617
PQ1	0.647	0.393	0.264
PQ2	0.788	0.037	0.322
PQ3	0.778	0.083	0.175
PQ4	0.723	0.296	0.321

表4-14(续)

	成分		
	1	2	3
PQ5	0.694	0.366	0.316
PQ6	0.725	0.302	0.075
PQ7	0.677	0.395	0.316
PQ8	0.655	0.372	0.084
SQ1	0.067	0.780	0.238
SQ2	0.266	0.724	0.201
SQ3	0.389	0.742	0.085
SQ4	0.410	0.695	0.124

注：提取方法为主成分。

旋转法为具有 Kaiser 标准化的正交旋转法，旋转在 7 次迭代后收敛。

4.4.3.3 收敛效度分析

收敛效度是指评价同一维度中不同题项之间的相关程度，可通过两个途径进行评价：一是题项的标准化负荷系数，二是平均方差提取量（AVE）。根据 Anderson 和 Cerbing（1988）的做法，采用验证性因子分析（CFA）对门诊服务接触质量测量量表的收敛效度进行检验，分析结果如表4-15 所示。

本研究采用两种方法评价收敛效度。首先，观察每个题项在其对应潜变量上的标准化负荷系数，计算结果如表 4-15 所示，门诊服务接触质量测量量表的每个题项的标准化负荷系数均在 $0.559 \sim 0.850$，$P < 0.001$，说明具有统计显著性。其次，考察每个因子的平均方差提取量（AVE），门诊服务接触质量三个潜变量的 AVE 值介于 $0.5 \sim 0.7$，超过 0.5 的临界标准。基于上述两种分析方法，我们可以判定三个因子的收敛效度良好。

表 4-15　　　　　　　　　　收敛效度分析结果

维度	题项代码	标准化因子负荷	标准化误差项	AVE
有形环境接触	SE1	0.759	0.054	0.566 1
	SE2	0.787	0.070	
	SE3	0.735	0.073	
	SE4	0.727	0.061	
医务人员接触	SE5	0.841	0.054	0.628 3
	SE6	0.698	0.040	
	SE7	0.852	0.045	
	SE8	0.830	0.041	
	SE9	0.721	0.040	
	SE10	0.785	0.073	
	SE11	0.763	0.040	
	SE12	0.836	0.065	
服务系统接触	SE13	0.750	0.011	0.551 3
	SE14	0.636	0.087	
	SE15	0.749	0.071	
	SE16	0.823	0.059	

另外，本研究运用验证性因子分析对门诊服务接触质量测量模型的各项拟合度指标进行了检验。模型拟合度评价采用了绝对拟合度指标和相对拟合度指标，绝对拟合度指标包括卡方值、GFI、AGFI；相对拟合度指标包括卡方自由度比、CFI、NFI。一般来讲，GFI、AGFI、NFI、TLI、CFI 的临界值为 0.9，当这些指标超过 0.9 时，表明假设模型与观测数据拟合良好，假设模型可被接受（Bagozi & Yi, 1988）。而在实际研究中，部分拟合指数往往达不到临界要求，因此，部分学者建议放宽拟合指数的临界值，如 Bollen（1989）指出，在开创性研究中，拟合指数大于 0.85 也是可以接受的。利用卡方自由度比评价不同模型之间的拟合程度的相对效果时，只要卡方自由度比处于 2 到 5 之间，就表示模型的拟合度较好。

数据分析结果如表4-16所示，门诊服务接触质量三维度模型的卡方自由度比为2.339，*GFI* 为0.907，*AGFI* 为0.889，*NFI* 为0.923，*CFI* 为0.931，*RMSER* 等于0.071，*RMR* 等于0.047。以上分析指标表明本研究的验证性因子分析模型拟合程度是可以接受的。

表4-16　　　门诊服务质量验证性因子分析的拟合指数结果

χ^2	df	χ^2/df	GFI	$AGFI$	NFI	CFI	$RMSEA$	RMR
236.285	146	2.339	0.907	0.889	0.923	0.931	0.071	0.047

4.4.3.4　区别效度分析

本研究采用Fomell和Larcker（1981）推荐的方法，即观测每个维度的平均方差提取量（AVE），将其与该维度与其他维度之间相关系数的平方进行比较，如果平均方差提取量的值大于该维度与其他维度之间相关系数的平方，或者平均方差提取量值的平方根大于其与其他维度之间的相关系数时，则表明两个维度间具有区别效度。据此，将门诊服务接触质量测量量表各个维度的AVE的平方根及该维度与其他维度之间的相关系数进行汇集，得到表4-17。该表显示，对角线上的数字为各维度AVE值的平方根，门诊服务接触质量各维度的AVE值的平方根在0.74~0.80，各维度间相关系数的绝对值在0.51~0.57，每一维度AVE值的平方根均显著大于该维度与其他维度间的相关系数，表明本研究修正的门诊服务接触质量量表各维度具有较好的区别效度。

表4-17　　　　　　　区别效度分析结果

潜变量	有形环境接触	医务人员接触	服务系统接触
有形环境接触	0.752 3		
医务人员接触	0.561**	0.792 8	
服务系统接触	0.518**	0.57**	0.742 4

注：** 表示在 $P<0.01$ 的水平下显著。

4.5 本章小结

    由于国内外学者对医疗服务的研究多集中于住院服务，而对门诊服务的关注较少，尚未有学者根据中国门诊服务特征，开发中国情境下门诊服务接触质量测量量表。本研究在文献研究和关键事件收集的基础上，运用专家法初步形成了门诊服务接触质量测量题项库，通过预调研和探索性因子分析等工具对题项进行了净化，通过正式调研及其信度、效度检验，确保了测量量表的稳定性、可靠性和可信度，最终形成了包含有形环境接触、医务人员接触和服务系统接触三个维度的门诊服务接触质量测量量表，各个维度的内涵如下：

    有形环境接触，是指患者接受医疗服务的过程中与有形环境、设备设施互动，从而形成患者对有形环境接触质量的感知。

    医务人员接触，是指患者与医务人员互动，从而形成患者对医务人员技术质量和服务质量的感知。

    服务系统接触，是指患者在接受医疗服务的过程中，对服务传递系统的效率和质量的感知。

    本研究结论进一步丰富了服务接触质量的测量研究，为医院开展门诊服务接触质量测量提供了依据。同时为识别门诊服务接触质量三类质量要素，探究门诊服务接触质量对医患关系质量的驱动机理奠定了基础。

5 基于 Kano 模型的门诊服务接触质量三类要素识别

产品或服务质量由若干质量要素构成，一些质量要素能满足顾客的最低需求，而另外一些质量要素能创造附加价值。即，某些服务质量要素的提高，并不一定带来顾客满意度的提升，但如果不具备，将降低顾客满意度，此类要素为保健要素；而有些服务质量要素具备后，顾客的满意度会大大提升，但如果不具备，顾客也不会不满意，此类要素为激励要素。因此，服务质量各要素对顾客来讲并非同等重要，挖掘服务质量中的激励因素和保健因素对提升患者满意度具有重要意义。然而，在医疗服务领域，关于激励因素与保健因素的研究较少。

Koichiro Otani 等（2009）认为医疗服务机构应当关注哪些服务要素导致患者对总体质量满意度打"优"，通过 logistic 回归分析识别出人员服务和护理服务对住院患者满意感知贡献最大。我国学者王殊轶、钱省三（2005）将 Kano 模型的思想引入医院住院服务管理过程中，识别出魅力服务质量（即激励要素）、一元质量和必备质量（即保健因素）。虽然陈俊虎等（2012）运用包含积极和消极问题的问卷法来识别和确定门诊服务质量类型，但是该方法存在一定的局限性（Shu-Ping Lin，2010），且问卷中的量表的信度和效度未得到检验。因此，有必要以科学的测量量表为基础，运用更为精准的方法对门诊服务接触质量各类型要素进行识别。

本研究将以第四章开发的门诊服务接触质量测量量表为调查问卷设计依据，以 Kano 模型为理论基础，以调节回归方法为分析方法，识别门诊服务接触质量中的魅力质量要素、必备质量要素和一元质量要素，并根据分析结果提出医患关系质量优化建议，为医院优化资源配置、改善医患关系提供参考。本章内容由四部分构成：首先，阐述研究的基础理论，包括双因素理论、Kano 模型、魅力要素识别方法；其次，进行研究设计，运用问卷调查法，调查患者对服务质量各项指标以及总体服务质量的感知；再次，检验调查量表的信度效度，运用描述性分析方法分析样本特征、门诊服务接触质量现状，运用调节回归方法识别魅力质量要素、必备质量要素和一元质量要素；最后，得出研究结论，并提出相应的管理建议。

本章研究路线如图 5-1 所示。

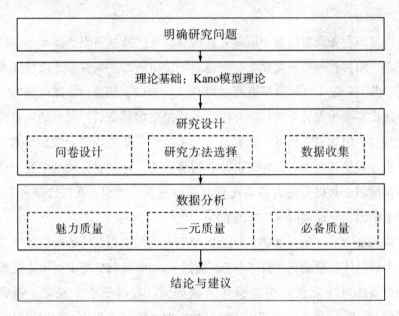

图 5-1　本章研究路线图

5.1 理论基础

5.1.1 双因素理论

双因素理论由美国心理学家弗雷德克·赫茨伯格于 1959 年在他的专著《工作的激励》中首次提出。他认为，令人产生满意和不满的因素是不同的，这与传统观点存在差异。传统观点认为，员工的态度分为满意、不满两种类型，即满意的对立面是不满意。而双因素理论将其分为四种：满意、没有满意、不满意及没有不满意，即，满意的对立面是没有满意，不满意的对立面是没有不满意。赫茨伯格通过对匹兹堡地区 203 名来自 11 家工商企业机构中的工程师和会计师进行调查，发现：使员工感到满意的因素都是与工作本身相关的因素，这类因素如果得不到满足，员工未必不满意，但会严重影响工作效率；如果这类因素得到改善，员工就会很满意，工作积极性从而得到提高。赫茨伯格将这类因素称为激励因素。与此相反，令人不满意的因素多为工作环境等外部因素，这类因素得不到很好解决时，员工很不满意；但是当其处理得当时，仅能消除不满情绪，并不能促使员工满意，他将这类因素界定为保健因素。

5.1.2 Kano 模型

Kano 模型又称为吸引力模型（见图 5-2），是在双因素理论的基础上发展而来的，由日本学者狩野纪昭（Noriaki Kano）于 1984 首次提出，用来识别顾客需求的类别（（Chen & Su，2006；Kuo，2004），根据质量要素的充足程度与顾客满意之间的关系，将其划分为五种类型的质量，包括魅力质量、一元质量、必备质量、无差异质量和逆向质量。

一是魅力质量（Attractive quality）。魅力质量具有惊奇和惊喜的特征，当其充分时，能够带来顾客满意，不充足时，也不会引起不满意。在其他

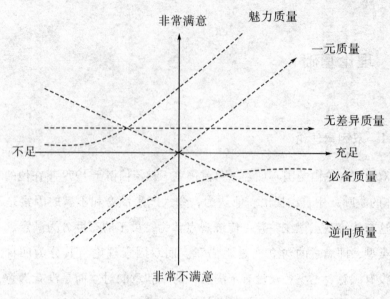

图 5-2   Kano 模型

服务属性相同的情况下，具有魅力服务质量的产品或服务更具吸引力，能提升顾客忠诚度。魅力服务质量要素与赫茨伯格双因素理论中的激励因素具有一致性。

二是一元质量（One-dimension quality）。一元质量要素与顾客满意呈线性关系，当其充足时，顾客会满意，不充足时，会引起顾客不满。

三是必备质量（Must-be quality）。是产品或服务应具备的基本服务特性，当其充分时，顾客满意度不会提高，但当其不充分时，顾客将极度不满，导致放弃购买。必备质量对应的是赫茨伯格双因素理论中的保健因素（Ying-Feng Kuo，2004）。

除了以上三类质量要素，还包括两种可能的类别，即无差异质量和逆向质量。无差异质量（（Indifferent quality）是指质量要素中既不好也不坏的方面，其既不会导致顾客满意，也不会导致顾客不满。逆向质量（Reverse quality）是指引起顾客强烈不满的质量要素和导致低水平满意的质量要素，由于顾客的偏好存在差异，一些顾客喜欢的质量要素并不能满足其他顾客的需求。

依据 Kano 模型理论，各质量要素是动态变化的，即随着产品生命周期的变化，无差异质量可能会转化成魅力质量，而魅力质量可能会转化成一元质量甚至是必备质量。Nilsson-Witell 和 Fundin（2005）的研究证实，在线服务在成为魅力质量前曾属于无差异质量，其原因是在当时的技术背景下，在线服务作为高科技尚未普及。

5.1.3 魅力质量要素识别方法

Kano 等（1984）提出运用包含积极和消极问题的问卷法来识别和确定质量要素类别。所有的质量要素要通过积极陈述和消极陈述的方式表达。积极问题表达的是当特定的产品要素出现时，顾客的反应。与此相反，消极问题表达的是当某一特定质量要素缺失时，顾客的反应。顾客的反应包括五个选择：①不喜欢；②可以忍受；③无所谓；④应该具备；⑤喜欢。结合顾客对积极陈述和消极陈述的反应，我们将质量要素划分为魅力质量、一元质量、必备质量、无差异质量和逆行质量五类。

由于 Kano 等学者的分类方法过于复杂且难以实施。一些学者亦提出其他方法进行质量分类（Anderson & Mittal，2000；Matzler，等，2004；Matzler & Sauerwein，2002；Witel & Lofgren，2007）。Brandt（1988）首先提出运用哑变量回归模型来识别影响顾客满意的非线性的和不对称的质量绩效要素。具体而言，将顾客总体满意度界定为因变量，质量要素绩效界定为自变量，且将质量要素值转化成包含高、低两种类型的哑变量。通过计算两个哑变量的回归系数的显著性及正负方向，确定质量属性的类别。

Vavra（1997）提出了运用重要性-绩效网格方法对产品和服务属性进行分类。该方法认为任何质量要素都具有显性重要和隐性重要的特点。显性重要是通过陈述的方法测量顾客已经意识到的该属性的重要性，而隐性重要是指捕捉到的顾客感知的重要性。根据显性重要和隐性重要的交互作用，将质量属性划分为必备质量、魅力质量和一元质量。

而后一些学者对哑变量回归方法和重要性-绩效网格方法进行了比较研究，表明哑变量回归方法得出的结论更为精准（Busacca & Padula，2005；Matzler & Sauerwein，2002）。尽管哑变量回归方法获得的结论更优，但依然存在两个主要缺陷：首先，该方法排除了绩效水平中的平均水平，而绩效水平实际存在三个档次，即高、中、低三种水平，该方法仅考虑了两种极端的情况；其次，当质量绩效仅用两个哑变量来表示时，实际上是严重扭曲了数据的可靠性。

为了弥补哑变量回归方法的缺陷，Shu-Ping Lin（2010）提出了调节回归方法：首先，根据顾客的反应，将质量属性绩效分为高、中、低三种水平；其次，将质量属性绩效值作为调节变量以排除偏态样本的影响。该研究同时通过实证分析证实了调节回归方法较哑变量回归方法具有更高的精确性。本研究将运用Shu-Ping Lin的方法对门诊服务接触质量进行分类。

5.2 研究设计

5.2.1 问卷设计

调查问卷由三部分构成：第一部分为问卷填写说明，第二部分为门诊服务接触质量测量量表，第三部分为被试人口统计变量。其中，第二部分的门诊服务接触质量测量量表为本研究在第四章中开发的量表，为7级李克特量表，如表5-1所示。

表5-1　　　　　　　　　　　　问卷测量题项

因子	题项
有形环境 接触质量	EE 1. 该医院干净、整洁
	EE 2. 该医院医疗设备先进
	EE 3. 医院各楼层的指示牌、指路标志清晰
	EE 4. 该医院就诊环境舒适

表5-1(续)

因子	题项
医务人员 接触质量	PE 1. 医务人员尊重我、为我考虑
	PE 2. 医务人员专业知识丰富
	PE 3. 医务人员在检查、诊疗时操作熟练
	PE 4. 医务人员能清晰解释我的病情
	PE 5. 医生在诊疗过程中认真、仔细
	PE 6. 病历书写清晰、规范
	PE 7. 医生推荐合理的治疗方案
	PE 8. 医务人员向我详细说明用药方法与注意事项
服务系统 接触质量	SE 1. 挂号、候诊、缴费、取药方便快捷
	SE 2. 我能及时获得各项化验、检查结果
	SE 3. 我提出的问题或投诉能得到及时回应、积极解决
	SE 4. 询问医务人员时能得到及时、详细解答

5.2.2 研究方法

本研究借鉴 Shu-Ping Lin（2010）的方法。首先，构建调节回归模型以检验感知质量水平在质量属性绩效对患者满意影响过程中的调节作用。如果调节作用不存在，则该质量属性属于一元质量，否则，进入第二步以确定该属性属于魅力质量还是必备质量。调节回归模型如下图 5-3 所示。

$$CS_i = a + B_{1j}X_{ij} + B_{2j}X_{ij} + Z_{ij}, \quad Z_{ij} = \begin{cases} 1, & x_{ij} < 4 \\ 2, & x_{ij} = 4 \\ 3, & x_{ij} > 4 \end{cases}$$

图 5-3 调节回归模型

CS_i 代表第 i 个被试对患者满意的评价，X_{ij} 表示第 i 个被试对门诊服务接触质量中第 j 个质量要素绩效值的评价。绩效值通过 7 级李克特量表加以测量，1 表示非常不同意，4 表示一般，7 表示非常同意。调节变量 Z_{ij} 根据 X_{ij} 的值来确定，当 X_{ij} 小于 4 时，Z_{ij} 的值为 1；当 X_{ij} 等于 4 时，Z_{ij} 的值为 2；当 X_{ij} 大于 4 时，Z_{ij} 的值为 3，从而将 Z_{ij} 划分为 3 种水平。B_{1j} 表示第 j 个属性对患者满意的影响。B_{2j}代表交互作用。Hair 等（2011）提出需要计算调节效应的显著性，以避免质量属性绩效和感知质量水平的共线性，操作步骤如下：

（1）建立最初的回归模型 $CS_i = a + B_{1j}X_{ij}$，计算相关决定系数 R_1^2；

（2）在回归模型的基础上增加交互效应（Z_{ij}），新的回归模型为 $CSi = a + B_{1j}X_{ij} + B_{2j}X_{ij}Z_{ij}$，计算相关决定系数 R_2^2；

（3）计算相关决定系数 $\triangle R^2$ 的变化量以评估调节效用的显著性。

其次，运用回归系数 B_{2j} 划分魅力质量和必备质量。在 B_{2j} 显著的情况下，如果 $B_{2j} > 0$，意味着高质量感知水平对总体满意度的影响高于低质量感知水平或平均质量感知水平，则该质量要素为魅力服务质量；反之，如果 $B_{2j} < 0$，意味着第 j 个属性对满意度的影响低于中等或低等水平的感知质量，该质量要素为必备质量。如果 B_{2j} 不显著，则该质量要素为一元质量。

5.2.3　数据搜集

本研究采用现场问卷调查法，采取方便抽样的方式，在四川大学华西医院、成都中医药大学附属医院、成都市第五人民医院共发放问卷 500 份，由于发放问卷前与患者或家属进行了沟通，获得了认可，因此，问卷全部回收，剔除关键变量填写不完整或选项具有同一性的样本，共获得有效问卷 417 份。有效样本数量满足了样本量至少为测量题项 5 倍的要求（Nunnally & Berstein，1994）。

5.3　数据分析

5.3.1　信度及效度分析

为了检验测量量表的可靠性，本研究运用 SPSS 统计工具计算了各质量维度的 Cronbach's a 值。统计结果显示，每个质量维度的 Cronbach's a 值均介于 0.764~0.921，分别为 0.764、0.921、0.801、0.862，高于 0.70 的门槛值。由此可见，门诊服务接触质量测量量表具有良好的内部一致性（Nunnally，1978）。接下来运用验证性因子分析评价收敛效度。验证性因子分析结果显示，标准化因子负载值介于 0.567~0.842，如表 5-4 所示，均超过了 0.5 的临界标准，且均在 $p<0.01$ 的水平上具有显著性，表明该量表具有良好的收敛效度（Bagozzi & Yi，1988）。

5.3.2 样本特征分析

被调查对象中，男性为 181 人，占总体的 43.40%；女性为 236 人，占总体的 56.60%。18~25 岁的患者为 146 人，占总体的 35.0%；26~35 岁的患者为 127 人，占总体的 30.5%；36~45 岁的患者为 82 人，占总体的 19.7%；46~55 岁的为 40 人，占总体的 9.6%；56 岁以上的患者有 22 人，占总体的 5.3%。被调查患者的文化水平，小学及以下的患者为 19 人，占总体的 4.6%；初中文化水平的患者为 52 人，占总体的 12.5%；具有高中或中专学历的患者为 90 人，占总体的 21.6%；具有大学本科学历的患者为 224 人，占总体的 53.7%；具有研究生以上学历的患者为 32 人，占总体的 7.7%。样本具体分布情况如表 5-2 所示。

表 5-2 样本结构分析

年龄	构成比例 （%）	文化程度	构成比例 （%）	性别	构成比例 （%）
18~25 岁	35.0	小学及以下	4.6	男	43.4
26~35 岁	30.5	初中	12.5		
36~45 岁	19.7	高中或中专	21.6		
46~55 岁	9.6	大专或本科	53.7	女	56.6
56 岁以上	5.3	研究生及以上	7.7		

5.3.3 门诊服务接触质量现状

我们运用 SPSS 分析工具对服务接触质量各维度进行描述性统计分析，

分析结果显示，有形环境接触质量的均值为 5.64、标准差为 0.85；医务人员接触质量的均值为 5.50，标准差为 0.99；服务系统接触质量的均值为 5.05，标准差为 1.17。由此可见，服务系统接触质量的均值低于有形环境接触质量和医务人员接触质量。各质量要素的均值分析结果如表 5-3 所示。

表 5-3　　　　　　　　门诊服务接触质量描述分析

因子	题项	均值	标准差
有形环境接触质量	EE 1. 该医院干净、整洁	5.78	1.07
	EE 2. 该医院医疗设备先进	5.59	1.11
	EE 3. 医院各楼层的指示牌、指路标志清晰	5.75	1.12
	EE 4. 该医院就诊环境舒适	5.46	1.15
医务人员接触质量	PE 1. 医务人员尊重我、为我考虑	5.30	1.28
	PE 2. 医务人员专业知识丰富	5.64	1.12
	PE 3. 医务人员在检查、诊疗时操作熟练	5.69	1.08
	PE 4. 医务人员能清晰解释我的病情	5.50	1.24
	PE 5. 医生在诊疗过程中认真、仔细	5.52	1.25
	PE 6. 病历书写清晰、规范	5.36	1.34
	PE 7. 医生推荐合理的治疗方案	5.48	1.25
	PE 8. 医务人员向我详细说明用药方法与注意事项	5.52	1.33
服务系统接触质量	SE 1. 挂号、候诊、缴费、取药方便快捷	5.26	1.39
	SE 2. 我能及时获得各项化验、检查结果	5.00	1.48
	SE 3. 我提出的问题或投诉能得到及时回应、积极解决	5.00	1.50
	SE 4. 询问医务人员时能得到及时、详细解答	5.38	1.33

5.3.4　基于 Kano 模型的服务接触质量分类

调节回归分析结果如表 5-4 所示，有形环境接触质量因子中的题项 1"该医院干净、整洁"、人员接触质量因子中的题项 2"医务人员专业知识丰富"以及服务系统接触质量因子中的题项 3"我提出的问题或投诉能得到及时回应、积极解决",其 $\triangle R^2$ 分别为 0.010、0.008、0.013,且在 $p<$ 0.5 的水平上具有显著性,且 B_{2j} 的值>0,表明,以上三个质量要素为魅力服务接触质量,即,随着该类质量要素绩效值的提升,患者满意度提升大幅度上升。人员接触质量因子中的题项 3 "医务人员在检查、诊疗时操作熟练",其 $\triangle R^2$ 为 0.011,在 $p<0.5$ 的水平上具有显著性,且 B_{2j} 的值<0,表明该质量要素为必备质量要素,即随着该类质量要素绩效值的提高,患者满意度并没有明显提升,但当这类质量要素不足时,患者会产生不满情绪。服务接触质量中的其他质量要素的 R^2 变化不显著,说明这些质量因素为一元质量要素,即随着该类质量要素的绩效值越高,患者越满意。

表 5-4　　　　　　　　统计分析结果

因子	题项	标准化因子负荷	$\triangle R^2$	B_{1j}	B_{2j}	质量类型
有形环境接触质量	EQ1	0.567**	0.010	−0.025 (0.905)	0.108 (0.030) *	E
	EQ2	0.619**	0.007	0.055 (0.764)	0.078 (0.076)	P
	EQ3	0.741**	0.002	0.122 (0.600)	0.045 (0.383)	P
	EQ4	0.731**	0.001	0.256 (0.176)	0.032 (0.475)	P
医务人员接触质量	PQ1	0.815**	0.000	0.501 (0.001) **	−0.018 (0.626)	P
	PQ2	0.685**	0.008	0.123 (0.480)	0.089 (0.035) *	E
	PQ3	0.842**	0.011	0.914 (0.000) **	−0.113 (0.017) *	B
	PQ4	0.826**	0.001	0.289 (0.092)	0.031 (0.441)	P
	PQ5	0.732**	0.002	0.625 (0.000) **	−0.044 (0.281)	P
	PQ6	0.790**	0.003	0.144 (0.373)	0.042 (0.274)	P
	PQ7	0.766**	0.000	0.344 9 (0.009) **	0.001 (0.978)	P
	PQ8	0.837**	0.001	0.515 (0.001) **	−0.031 (0.430)	P
服务系统接触质量	SQ1	0.821**	0.000	0.279 (0.000*)	0.045 (0.200)	P
	SQ2	0.728**	0.002	0.145 (0.319)	0.040 (0.256)	P
	SQ3	0.564**	0.013	0.023 (0.853)	0.085 (0.006) **	E
	SQ4	0.749**	0.001	0.395 (0.000) **	0.012 (0.497)	P

注:* 表示 $p<0.05$,** 表示 $p<0.01$。

5.4 结论与建议

5.4.1 结论与讨论

在管理实践中，产品或服务质量具有多维结构，由若干要素构成，然而，对顾客来说，并不是所有要素都同样重要，其对顾客满意的贡献程度存在差异（Shu-Ping Lin，等，2010），产品或服务提供者必须选择在某些方面独领风骚（Matzler & Sauerwein，2002；Ting & Chen，2002；Tontini & Silveira，2007；Witell & L'ofgren，2007）。在门诊医疗服务实践中，门诊服务接触质量各构成要素对患者满意度的贡献不尽相同。根据 Kano（1984）的观点，了解哪些因素能带来附加价值、提升患者满意度，哪些因素仅需要得到最低程度的满足，即能消除患者不满，对于提升服务质量与患者满意度具有重要意义。

本研究基于 Kano 模型理论，运用调节回归方法，对门诊服务接触质量中的魅力质量、必备质量和一元质量进行识别。研究结果显示：有形环境接触中的"医院干净、整洁"指标、医务人员接触中的"医务人员专业知识丰富"指标以及服务系统接触因子中"我提出的问题或投诉能得到及时回应、积极解决"指标属于魅力质量要素；医务人员接触质量因子中的"医务人员在检查、诊疗时操作熟练"指标属于必备质量要素；有形环境接触质量中的"医疗设备先进""指示标识清晰""就诊环境舒适"，医务人员接触质量中的"医务人员尊重我、为我考虑""医务人员清晰解释病情""医生在诊疗过程中认真、仔细""病历书写清晰、规范""医生推荐合理的治疗方案""医务人员详细说明用药方法与注意事项"，以及服务系统接触质量中的"挂号、就诊、缴费、取药等方便快捷""能及时获得各项化验、检验结果""询问医务人员时能得到及时、详细解答"为一元服务接触质量要素。

根据中国国家卫生和计划生育委员会网站发布的官方统计报告，2012年全年，中国各级医院诊疗人次达到 68.9 亿，其中门诊病人量占诊疗总量的 97.4%。门诊服务对象具有广泛性，而且门诊是住院病人的重要入口，是践行中国新一轮医药卫生体制改革中国家卫生和计划生育委员会贯彻的"三好一满意"活动的重要主体，患者满意度的提升有赖于有针对性的提升服务接触质量要素。虽然 Koichiro Otani 等（2009）试图通过寻找优秀服务要素，以提升患者满意度，但其研究的对象为住院服务，未针对门诊服务开展研究。本研究根据中国门诊服务特征，依据 Kano 模型理论，识别出了魅力质量要素、一元质量要素和必备质量要素，对医院在监测门诊服务接触质量的基础上，根据质量要素类型进行有针对性的改善，以提升患者满意度，改善医患关系。

5.4.2　管理建议

由于医疗服务资源的有限性，医疗服务管理者需要识别服务接触质量要素中哪些要素对患者满意度贡献最大，哪些服务接触质量要素仅能满足患者的最低需求，哪些服务接触质量要素与患者满意呈线性关系，以便在有限的资源情境下，更有效地提升医疗服务质量，实现患者满意的最大化。本研究基于 Kano 模型的思想，运用调节回归方法，识别出魅力质量要素、一元质量要素和必备质量要素，根据分类的结果提出以下管理建议：

（1）严格保证必备质量，加固医院发展根基

必备质量是医院发展的根基，如果达不到患者要求，那么患者将转向其他医院，因此必须保证该类要素得到优先满足。本研究的结果表明，人员接触质量因子中的"医务人员在检查、诊疗时操作熟练"指标属于必备质量要素，即该类要素充分时不会引起患者满意，但当其不充分时，却引起患者不满。因此，医院应加强医生专业素养的管理，通过内部培养和外部培训多种渠道提升医生的专业水平，加固医院发展的根基。

（2）加强一元质量管理，稳步提升患者满意

本研究结果表明，有形环境接触质量中的"医疗设备先进""指示标

识清晰""就诊环境舒适",医务人员接触质量中的"医务人员尊重我、为我考虑""医务人员清晰解释病情""医生在诊疗过程中认真、仔细""病历书写清晰、规范""医生推荐合理的治疗方案""医务人员详细说明用药方法与注意事项",以及服务系统接触质量中的"挂号、就诊、缴费、取药等方便快捷""能及时获得各项化验、检验结果""询问医务人员时能得到及时、详细解答"为一元服务接触质量要素。随着该类要素质量绩效值的提升,患者的满意度也会呈现线性上升趋势。由于该类要素涉及的指标多,因此,医院应做好该方面的管理,使患者满意度得到稳步提升。

（3）做好魅力质量管理,形成独特竞争优势

研究结果表明:有形环境接触中的"医院干净、整洁"指标、医务人员接触中的"医务人员专业知识丰富"指标以及服务系统接触因子中"我提出的问题或投诉能得到及时回应、积极解决"指标属于魅力质量要素,即该类要素充分时,会使患者感到满意,当其不充分不会引起患者不满。为了更有效地提高患者满意度,应保证医院干净、整洁,在提升医务人员专业知识的同时,应加强医患沟通,及时、有效地解决患者问题。

（4）提升服务系统接触质量,降低患者时间成本

研究结果表明:服务系统接触质量的均值均低于有形环境接触和医务人员接触质量,由于服务系统接触是一元服务质量要素,与患者满意与不满呈线性关系,因此医院应加强流程管理、识别影响服务系统接触的关键因素,通过流程再造和资源优化配置,切实提升服务系统接触质量,降低患者在就医过程中的时间成本、体力成本和精力成本,从而提升患者满意度,提升医患关系质量。

（5）动态监测质量类型,及时调整资源配置

Kano认为产品质量属性具有动态性,即,随着社会的发展、患者需求与期望的改变以及医疗服务属性的变化,门诊服务接触质量中各要素的类型会发生动态变化。因此,在门诊服务接触管理过程中,需要对服务质量要素类别进行动态分析与监测,以掌握患者需求变化,采取针对性的措施,从而提升门诊服务接触质量,优化医患关系质量。

6　门诊服务接触质量对医患关系质量驱动机理研究

第三章研究结果表明，门诊服务接触质量是驱动医患关系质量的关键因素。第四章研究显示门诊服务接触质量包含有形环境接触、医务人员接触和服务系统接触三个维度。门诊服务接触三维度会对医患关系质量及患者再就医意愿产生怎样的驱动作用？其内在驱动机理是什么？以上问题的回答有助于进一步明确服务接触质量各维度对医患关系质量的影响强度，揭示患者个人因素、医疗费用因素、市场竞争因素的作用，从而为医院根据患者特征、医疗特征将有限的资源进行优化配置，提升医患关系质量提供理论依据。

文献研究结果显示，现有研究分别从患者满意视角和患者信任视角对该问题进行了探究，且集中于住院服务。住院服务质量对患者满意的正向驱动作用得到了众多学者的证实（Dansky & Brannon，1996；Oswald，等，1998；Ross，Steward & Sinacore，1993；Ware，Snyder & Wright，1976；Ware，等，1978；Koichiro Otan，Brian Waterman，Kelly M. Faulkner，等，2010；陈学涛，2009），亦有学者探究服务接触各维度对医患关系质量中患者满意维度影响强度的差异。Dawn Bendall-Lyon 和 Thomas L. Powers（2004）的研究显示，结构质量（structure）和过程质量（process）对患者总体满意具有显著影响，且影响程度相当，其研究结论与 Cohen（1996）和 Ross 等（1993）的早期研究存在矛盾。Cohen（1996）和 Ross 等（1993）的研究均发现过程质量对患者满意的影响大于结构质量。

Nandakumar Mekoth 等（2011）以印度医疗服务市场为研究情境，识别出了门诊服务接触质量中的医生质量和实验室质量与患者满意显著相关，而挂号处及门诊员工的态度以及感知的等待时间长度与患者满意没有显著相关性。服务接触质量对医患关系质量信任维度影响的相关研究较少，Laith Alrubaiee 和 Feras Alkaa'ida（2011）基于 SERVQUAL 模型，验证了医疗服务质量对患者信任具有显著正向作用，患者满意同时也会影响患者信任。

虽然关于医疗服务质量对医患关系质量某一维度影响的研究相对丰硕，但是研究对象主要集中于住院服务，且关于各个维度对医患关系影响强度的研究结论存在矛盾。虽然印度学者 Nandakumar Mekoth 以门诊服务为对象开展研究，然而仅探究了门诊服务接触质量对患者满意的影响，尚未探究其作用机理，且研究情境为印度医疗服务市场。在中国医疗服务情境下，门诊服务接触质量对医患关系质量双重维度存在怎样的驱动作用，尚需进一步探索。本研究依据服务接触扩展模型，结合门诊服务特征，沿用第四章的研究结果，将门诊服务接触界定为患者在就医过程中与有形环境、医务人员及服务系统之间的互动。门诊服务中，患者所接触的各种要素都属于外部刺激和线索，通过信息加工对患者认知和行为产生影响。本研究以 S-O-R 理论和线索利用理论为理论主线，整合患者满意和患者信任两个层面，构建门诊服务接触质量对医患关系质量和患者行为的驱动机理模型，运用问卷调查法、结构方程分析方法，验证门诊服务接触质量对医患关系质量和患者再就医意愿的主效应，比较门诊服务接触质量三维度的作用强度，检验患者健康状态，感知医疗费用的调节效应，以及医患关系质量在门诊服务接触质量对患者再就医意愿影响中的中介效应。

本章的研究路线如图 6-1 所示。

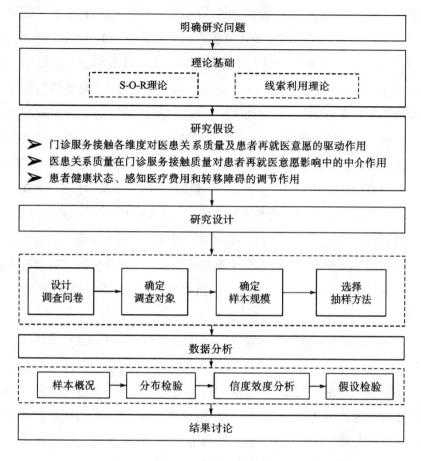

图 6-1　本章研究路线

6.1　理论背景与假设推演

6.1.1　理论背景

6.1.1.1　S-O-R 理论

S-O-R 理论由投入-产出（Input-Output）模型发展而来。由于投入产出模型并不能揭示人们的内在意识和情感，因此增加了刺激接收者的内部信息处理过程，从而发展成为如今的刺激-机体-反应模型（Jacoby，2002），用于解释环境刺激对个体情感和行为的影响。Mehrabian 和 Russell（1974）指出，外界环境刺激对个体的心理状态产生影响，从而促使个体形成接近（approach）/回避（avoidance）的行为反应。刺激需通过信息接收者的意识来影响心理，他们往往选择性地接收外部刺激，并形成有意识或者无意识的一种心理反应（Jacoby，2002），这里的心理反应可能是正面或负面的情感，或者是内在的情感或认知状态（Eroglu，等，2001，2003；Jacoby，2002），而行为反应往往是接近或回避行为（Eroglu，等，2003）。

S-O-R 模型是环境心理学的经典模型，Belk（1975）将该模型引入市场营销领域，提出了修正的 S-O-R 模型，即 R-S-O-R 模型，认为消费行为受到购买对象和购买情境等外部刺激的影响，消费者对购买对象和购买情境的感知会影响内在心理反应，进而对外在消费行为产生影响（Belk，1975）。

Ajzen 和 Driver（1991）提出行为意愿是任何行为表现的必经阶段，确定行为实施与否。通常情况下，个体的行为意愿越强烈，其实施某种行为的可能性越大。由于行为意愿是决定行为的最为直接的变量（Shim，Eastlick，Lotz，等，2001），且能较为准确地预测行为（Engel，1995），现有研究往往将行为意愿代替行为，以增加测量的便利性。于是，S-O-R 模型中出现了购买意愿、再购买意愿、推荐意愿等反应变量（Macintosh & Lockshin，1997；Donovan & Rossiter，1982；Baker，Parasuraman，Grewal，等，2002；Hightower，Brandy，Baker，2002）。

6.1.1.2 线索利用理论

线索利用理论最初由 Cox（1962）提出，其后 Olson 和 Jacoby（1972）对 Cox 的研究进行了扩展。线索（Cue）是由编码者发出并被解码者接收的作为评价标准的一系列信号。根据线索利用理论，产品或服务由一系列信号构成，用以评价产品或服务质量。线索由内部线索（intrinsic cues）和外部线索（extrinsic cues）构成（Wheatley，等，1981）。内部线索是产品的内在属性（Olson & Jacoby，1972），与物理特征相关，如产品大小、形状、味道（Peterson，1970）等。外部线索是与产品有关的属性，但不包括物理属性（Olson & Jacoby，1972），包括营销组合所产生的相关符号，如价格（leacitt，1954）、品牌名称（Allison & Ubl，1964）、包装、商店名称（Wbeatley 等，1981）、组织声誉（Vabie & Paswan，2006）。在国家营销中，原产地、制造地、品牌所在国也是作为消费者判断产品质量的外部线索。

线索对消费者具有预示价值（predictive value）和信心价值（Confidence value），预示价值是指消费者将感知到的线索用来预测产品或服务质量的程度，如果该信号与产品质量的连接程度高，则表明这个线索的可靠性高，将其用于判断产品或服务质量的准确程度高。信心价值是指消费者对自己使用线索能力和做出准确判断的信心水平（Richardson 等，1994）。该理论认为，外部线索和内部线索在质量认知中的重要性由线索的预示价值和信心价值共同决定。内部线索比外部线索发挥着更为重要的质量指示器作用，因此，当内部线索可以获得，且具有较高的预示价值和信心价值时，消费者更倾向于运用内部线索进行认知判断（Richardson 等，1994）。当内部线索可得性低，且预示价值或信心价值也较低时，消费者倾向于选用外部线索进行质量判断。

6.1.2　假设推演

门诊服务提供过程中，患者进行高卷入度的参与。根据 R-S-O-R 理论，患者在门诊服务接触过程中，接受大量的刺激，包括门诊有形环境、医务人员、服务系统效率、医疗服务价格等。依据线索理论，由于门诊服务的高卷入性，这些刺激信息所形成的线索的预示价值和信心价值均比较高，成为患者判断门诊服务质量的重要线索，也成为患者进行满意判断和信任认知的重要依据。在门诊服务中，有形环境、医务人员、服务系统接触是患者接触的三大要素，属于刺激要素，患者对医患关系质量的感知属于机体，患者再就医意愿属于反应，其三者之间存在怎样的作用？其作用强度如何？以往研究聚焦于住院服务接触对医患关系质量某个维度影响的论证，而对门诊服务的探究相对较少，且多基于 PZB 理论从医疗服务属性视角探究服务质量对患者满意的作用机理。关于门诊服务接触对医患关系质量及再就医意愿影响过程中哪些变量发挥调节作用，以往研究鲜有涉及。本研究以 R-S-O-R 理论作为建模的理论基础，根据以往研究结论及前期构建的门诊服务接触质量测量量表，得出门诊服务接触包括三个维度，即有形环境接触、医务人员接触、服务系统接触，探究门诊服务接触质量三个维度与医患关系质量及再就医意愿之间的关系，并探明哪些变量在其中发挥调节作用，具体模型如图 6-2 所示。

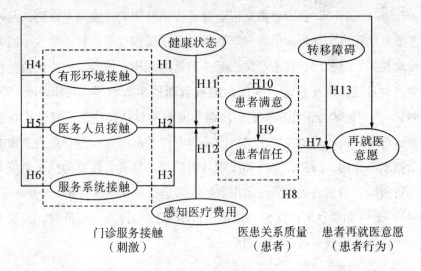

图 6-2　门诊服务接触质量对医患关系质量及患者再就医意愿驱动机理模型

本研究构建的门诊服务接触质量对医患关系质量及患者再就医意愿的驱动机理模型遵循 R-S-O-R 理论，即门诊服务接触影响医患关系质量，进而影响消费者的再就医意愿，且认为健康状态、感知医疗费用在门诊服务接触对医患关系质量影响过程中具有调节作用，转移障碍在医患关系质量对患者再就医影响过程中发挥调节作用。

本研究在第四章中构建了门诊服务接触质量测量量表，得出门诊服务接触质量包含三个维度，即有形环境接触、医务人员接触、服务系统接触，关于这三个维度对医患关系质量及再就医意愿是否都具有显著影响，以往研究尚未涉及。本研究将从患者满意和患者信任视角探究门诊服务接触对医患关系质量的影响，并剖析医患关系质量在门诊服务接触质量对患者再就医意愿作用过程中的中介作用。

6.1.2.1　门诊服务接触质量各维度对医患关系质量的影响

本研究将有形环境接触界定为患者接受医疗服务时对门诊服务环境的感知。有形环境作为医患互动的媒介，不仅能影响患者对医疗机构服务能力的评价，而且会影响患者对服务的认知和情感。Bitner（1990）提出，顾客在接受服务的过程中，都会与有形环境产生互动，要么获得环境的帮助，要么受到环境羁绊。本研究从患者视角对医患关系质量进行了界定，认为医患关系质量是患者依据一定的标准对关系满足自身需求程度的总体认知，表现为患者与医疗服务提供方进行互动的过程中得到的满意感和信任感。良好的就诊环境使患者的就医过程更加方便快捷、更加舒适。另外，服务环境也会直接影响医务人员的心理和行为，从而将其内在情绪传递给患者。

Wakield 和 Blodgett（1994）指出，顾客感知到的服务环境质量越高，那么顾客就越容易产生满意感，下次惠顾的可能性也会更高。Koichiro Otani（2009）以住院服务为研究对象，验证了病房环境对患者满意具有显著正向影响。患者期望所就诊医院的卫生状况良好、就诊环境舒适，在遭遇病痛困扰的同时能够得到环境的支持。患者对医疗服务水平的重视程度往往高于一般服务，医疗设备先进程度对病情诊断具有关键辅助作用，是患者判断医疗水平高低的重要线索，是决定患者满意感和信任感的重要前因。门诊就诊程序复杂，往往要经历挂号、缴费、就诊、检查等若干环节；门诊区域大，设置的科室多，患者往往可能会将大量体力耗费在奔波于各个环节之间，因此如果医院的指路标注不清晰，将会耗费多余的时间成本与体力，从而导致患者不满。

基于此，我们提出以下假设：

H1：有形环境接触对医患关系质量具有正向驱动作用。

H1a：有形环境接触对患者满意具有显著正向影响。

H1b：有形环境接触对患者信任具有显著正向影响。

医务人员接触是指医院通过医务人员与患者之间的面对面的互动，将医疗服务传递给患者的过程。在门诊服务中，患者直接接触的医务人员主要包括：医生、护士、医技人员。角色理论认为角色是由一系列的社会线索构成，用以指导特定情境下的个人行为，在无形服务中，当顾客认识到服务人员的行为与角色要求和顾客期望一致时，顾客更容易产生满意感和信任感。Solomon（1985）基于角色理论探究了服务传递中人与人之间的互动，研究发现互动过程是影响顾客满意的重要前置变量。Nandakumar Mekoth（2011）的研究表明，医生接触质量和医技人员接触质量对患者满意具有显著影响，而辅助人员接触对患者满意的影响不显著。Laith Alrubaiee（2011）研究发现，医务人员与患者之间的互动对医患关系产生正向影响。陈燕凌（2012）等针对住院服务医患关系展开研究，发现医疗质量、医患沟通程度和医务人员工作态度是影响医患关系的重要因素。

在门诊服务中，诊疗效果不能立竿见影，经过一段时间后，结果质量才会显现，因此在门诊服务过程中，患者往往通过医务人员的专业知识、操作技能，来推断医疗技术水平。由于医疗服务中，医务人员和患者之间存在信息不对称，患者希望从医务人员处获得更多的关于疾病方面的信息，获得更多的知情权和选择权。因此，患者与医务人员接触过程中，医务人员的专业知识、操作技能、沟通能力、表现出来的善意，均会对医患关系质量产生重要影响。

基于此，我们提出以下假设：

H2：医务人员接触对医患关系质量具有正向驱动作用。

H2a：医务人员接触对患者满意具有显著正向影响。

H2b：医务人员接触对患者信任具有显著正向影响。

服务系统接触是指在门诊服务中，服务系统的效率和响应速度。Breffni M. Noone（2009）的研究显示，服务节奏对患者满意产生正向影响。Jinn-Yi Yeh（2006）的研究亦表明等待时间短和服务便利会提升患者对服务的体验，患者通常会因无法忍受长时间的等待，而形成消极情绪。在门诊服务中，挂号、候诊、缴费、取药是否方便快捷、能否及时获得各项化验、检查结果，会影响患者的时间成本、体力成本和精神成本，由于患者的健康状态与一般顾客存在差异，故其更加关注就医过程的便利性与及时性。等待时间越长，患者的焦虑情绪越高，越容易产生不满意感。患者就医过程中，可能会遇到困难或问题，需要医务人员帮助或解答，当医院能及时处理这些问题时，患者容易产生满意感和信任感。

基于此，我们提出以下假设：

H3：服务系统接触对医患关系质量具有正向驱动作用。

H3a：服务系统接触对患者满意具有正向影响。

H3b：服务系统接触对患者信任具有正向影响。

6.1.2.2　门诊服务接触质量各维度对患者再就医意愿的影响研究

国内外学者就服务质量与行为意愿之间关系的研究成果比较丰富。Pa-rasuraman，Zeithaml 和 Berry（1988，1996）的研究表明服务质量与顾客行为意愿密切相关，并通过实证研究验证了服务质量对顾客行为意愿具有显著正向影响。Cronin 等（2000）的研究表明，感知服务质量对顾客行为意愿具有直接作用。Brady 和 Robertson（2001）探究了跨文化背景下，顾客感知服务质量、顾客满意、行为意愿之间的关系，认为在不同的文化背景之下，顾客感知质量对行为意愿均具有显著正向影响。Olorunniwo，Hsu，和 Udo（2006）的研究表明服务质量是顾客忠诚的重要驱动变量。我国学者谢礼珊、李健仪（2007）以旅游业为研究背景，探究了感知服务质量对游客行为意愿的正面影响。服务接触是感知服务质量形成的基础，但直接探究门诊服务接触质量各维度与顾客行为关系的研究较少。Koichiro Otani（2010）以美国住院服务为研究背景，证明了住院服务的接触点，即入院过程、护理服务接触、医生、员工、房间对患者行为意愿具有显著正向影响。

斯金纳提出的操作性条件反射理论，又称为工具性学习理论，是学习理论的重要构成部分，认为个体倾向于做那些能产生积极结果的行为而规避会产生负面结果的行为。斯金纳强调个体的行为是由外部环境刺激决定的，外在刺激因素的改变在很大程度上能够改变人的行为。消费者的学习过程是通过不断的尝试错误，最终会选择那些导致正面结果的消费行为，而避免那些产生负面结果的消费行为。正面的刺激，对消费者来讲是正强化，而负面的刺激对消费者来讲是负强化。正强化对行为具有激励作用，而负强化对行为具有阻碍作用。

患者在门诊就诊过程中，与门诊环境、医务人员、服务系统进行密切接触，从而形成服务质量感知。门诊环境舒适、指示标识清晰、设备设施先进等环境接触要素对于患者来讲都具有正强化作用，会激励正向行为发生，提高患者的再就医意愿。反之，如果门诊环境差、指示标志不清晰、设备设施落后，对患者形成负强化，将阻碍正向行为发生，降低患者的再就医意愿。患者与医务人员的接触是门诊服务接触过程中极为重要的接触要素。

医务人员的医疗技术水平、医务人员的服务态度、医务人员以患者为中心的服务理念、医务人员与患者的沟通、医务人员给予患者的治疗方案，在患者与医务人员接触与互动过程中，均属于刺激要素，当这些要素符合患者预期时，将形成正强化；当低于患者预期时，将形成负强化，从而引导患者的行为。

患者在就医过程中具有时间成本、体力成本和精力成本，在患者接受门诊服务过程中，容易导致高时间成本的环节是挂号、候诊、缴费、取药环节。服务系统的响应速度越快，所耗费的时间、体力与精力越低，越容易形成正向强化。Grumbach，Keane 等（1991）的研究发现患者更容易因长时间的等待而在未接受治疗前离开。在患者就医过程中不可避免地会遇到一些问题需要咨询服务人员，服务系统的及时响应，对患者具有正强化作用，促使积极就医行为的发生。

基于此，我们提出以下假设：

H4：有形环境接触对患者再就医意愿具有正向驱动作用。

H5：医务人员接触对患者再就医意愿具有正向驱动作用。

H6：服务系统接触对患者再就医意愿具有正向驱动作用。

6.1.2.3 医患关系质量的中介作用

Crosby，Evans 和 Cowles（1990）以人寿保险行业的顾客为研究对象，探究了关系质量影响因素及其与顾客忠诚的关系，构建了关系质量模型。研究结果表明：关系质量对销售效果、顾客忠诚度及未来互动的预期均具有正向影响作用。Hennig-Thurau 和 Klee（1997）提出的关系质量基础模型中，探究了关系质量与顾客保留之间的关系，认为关系质量对顾客保留具有正向影响。在本研究中，主张医患关系质量包括患者满意与患者信任两个维度。

Hall（2002）特别指出："信任是所有关系中最为基础的属性，对行为、结果和态度具有普遍的影响。"Hall（2005）认为一旦信任关系形成，顾客将认为信任对象的行为是善意的，并且有能力在该领域做好。已有研究表明患者越满意，越容易向他人推荐该医疗机构，并在需要时再次选择该医院就医（Eisenberg，1997；Ford，Bach，Fottler，1997；Williams，1994；Parente，Pinto，Barber，2005：Lee，2005；Burke - Miller，等，2006）。在门诊服务中，患者的满意度越高，对医院和医生的信任程度越高，患者在有就医需求时，越倾向于继续选择该医院。

基于此，我们提出以下假设：

H7：医患关系质量越高，患者的再就医意愿越强烈。

H7a：患者的满意度越高，患者的再就医意愿越强烈。

H7b：患者的信任度越高，患者的再就医意愿越强烈。

已有研究论证了顾客满意与顾客信任在服务质量对顾客行为作用过程中的中介作用（Caruana，2002；Fu Uerton & Taylor，2002；Hsin - Hui（Sunny）Hu，2009），但尚无探讨医患关系质量在门诊服务接触各维度对患者再就医行为影响过程中是否具有中介作用的研究。Nandakumar Mekoth等（2011）以印度医疗服务为研究背景，实证分析了患者满意在服务接触总体感知质量对患者行为意愿作用中发挥了部分中介作用。

根据 R-S-O-R 理论，外界刺激通过机体作用对行为反应产生作用。门诊服务接触是该模型中的外部刺激因素，医患关系质量中的患者满意和患者信任，与机体认知和情感相关，患者再就医意愿是行为反应。根据R-S-O-R理论，门诊服务接触会影响医患关系质量，进而影响患者再就医意愿。

基于此，我们提出以下假设：

H8：医患关系质量在门诊服务接触质量对患者再就医意愿影响过程中发挥中介作用。

H8a：患者满意在门诊服务接触质量对患者再就医意愿影响过程中发挥中介作用。

H8b：患者信任在门诊服务接触质量对患者再就医意愿影响过程中发挥中介作用。

6.1.2.4 患者满意在门诊服务接触对患者信任影响中的中介作用

已有研究表明，顾客满意和顾客信任之间的关系并不明确，一些研究认为顾客满意是顾客信任的前因变量（Seines，1998），一些学者认为顾客满意是顾客信任的结果变量（Anderson & Narus，1990）。Zanzo 等（2003）的研究表明，顾客满意对顾客信任具有显著正向影响，而顾客信任是形成顾客忠诚的重要驱动力量。Laith Alrubaiee（2011）的研究亦表明，在医疗服务中，患者满意对患者信任具有显著正向影响，且患者满意在医疗服务质量对患者信任作用过程中具有中介作用。尽管学者们对顾客满意和顾客信任的关系存在争议，但基于门诊服务的特征，以及研究的情境，患者接受门诊服务过程中，通过与各服务要素进行深度接触，会改变原来的认知，从而形成新的满意感和信任感。本研究认为患者满意对患者信任产生显著正向影响，且门诊服务接触质量通过患者满意影响患者信任。

基于此，我们提出以下假设：

H9：患者满意对患者信任具有正向影响。

H10：患者满意在门诊服务接触质量对患者信任影响过程中具有中介作用。

H10a：患者满意在有形环境接触对患者信任影响过程中具有中介作用。

H10b：患者满意在医务人员接触对患者信任影响过程中具有中介作用。

H10c：患者满意在服务系统接触对患者信任影响过程中具有中介作用。

6.1.2.5 患者健康状态的调节作用

Otani K，Waterman B 和 Dunagan WC（2012）以美国路易斯安娜州的住院患者为研究对象，探究健康状态对患者满意的影响。研究结果表明患者的健康状态对患者认知和行为反应具有调节作用：病情越严重，患者越关注医院的诊疗水平。在门诊就医过程中，患者的健康状态不同，患者的关注点会存在差异，病情越严重，对医务人员接触的关注度越高，而对门诊环境接触和服务系统接触的关注度相对较低，因此，在同样的服务接触情境下，健康状态不同的患者对医患关系质量的认知存在差异。

基于此，我们提出以下假设：

H11：患者健康状态在门诊服务接触质量对医患关系质量影响过程中发挥调节作用。

H11a：患者健康状态在门诊服务接触质量对患者满意作用过程中发挥调节作用。

H11a1：患者健康状态在有形环境接触对患者满意作用过程中发挥调节作用。

H11a2：患者健康状态在医务人员接触对患者满意作用过程中发挥调节作用。

H11a3：患者健康状态在服务系统接触对患者满意作用过程中发挥调节作用。

H11b：患者健康状态在门诊服务接触质量对患者信任作用过程中发挥调节作用。

H11b1：患者健康状态在有形环境接触对患者信任作用过程中发挥调节作用。

H11b2：患者健康状态在医务人员接触对患者信任作用过程中发挥调节作用。

H11b3：患者健康状态在服务系统接触对患者信任作用过程中发挥调节作用。

6.1.2.6 感知医疗费用的调节作用

Davis K. M. 等（2000）的研究表明，感知医疗费用对患者满意具有负向影响。我国不少学者通过问卷调查，发现感知医疗费用是影响患者满意的重要因素。对于门诊服务，患者在对门诊服务接触各维度感知相同的情况下，医疗费用感知是否对医患关系质量产生影响，已有研究尚未给出明确答案。"看病难、看病贵"是中国医疗服务市场的典型特征，在门诊医疗服务中，就医费用不能通过医疗保险支付，因此患者对医疗费用的敏感度较高，在同样的服务接触情境下，感知医疗费用越高，患者越不满意。感知医疗费用越高，患者越容易对医院和医生产生怀疑，甚至怀疑医生处方的合理性。

基于此，我们提出以下假设：

H12：感知医疗费用在门诊服务接触质量对医患关系质量影响过程中具有调节作用。

H12a：感知医疗费用在门诊服务接触质量对患者满意影响过程中具有调节作用。

H12a1：感知医疗费用在有形环境接触对患者满意影响过程中具有调节作用。

H12a2：感知医疗费用在医务人员接触对患者满意影响过程中具有调节作用。

H12a3：感知医疗费用在服务系统接触对患者满意影响过程中具有调节作用。

H12b：感知医疗费用在门诊服务接触质量对患者信任影响过程中具有调节作用。

H12b1：感知医疗费用在有形环境接触对患者信任影响过程中具有调节作用。

H12b2：感知医疗费用在医务人员接触对患者信任影响过程中具有调节作用。

H12b3：感知医疗费用在服务系统接触对患者信任影响过程中具有调节作用。

6.1.2.7 转移障碍的调节作用

转移障碍是指由一个服务提供者向其他服务提供者转移过程中所遇到的困难，包括顾客对新的服务提供者的服务不满意，或者是带来的经济、社会或心理方面的风险（Fornell. C.，1992）。以往的研究表明，转移障碍通常由转换成本、转换对象的吸引力和人际关系构成，其中转移成本包括转换服务对象所耗费的时间、金钱和精力（Dick & Basu，1994）。吸引力是指转移对象的声誉、形象和服务质量优于现有服务对象。人际关系是心理和社会关系，往往表现为关爱、信任、亲密和沟通（Gremler，1995）。

Bendapudi 和 Berry（1997）的研究表明当服务提供者提供差异化的服务时，顾客的转移障碍较高，顾客更倾向于继续选择该服务机构。由于医疗服务与人们的身体健康和生命安全相关，患者在选择服务机构时会看重医院的医疗技术水平和服务水平，如果患者通过外部信息搜集，能找到医疗技术水平更高、服务更好的医院，则转移障碍较低，反之则转移障碍较高。转移障碍越高，在同样医患关系质量水平下，患者的再就医意愿越高。

基于此，我们提出以下假设：

H13：患者转移障碍在医患关系质量对患者再就医意愿影响过程中具有调节作用。

H13a：患者转移障碍在患者满意对患者再就医意愿影响过程中具有调节作用。

H13b：患者转移障碍在患者信任对患者再就医意愿影响过程中具有调节作用。

6.2 问卷设计与变量测量

研究设计是将研究假设中的变量变成现实可操作的步骤和程序的计划（刘军，2008）。实验法和调查法是营销实证研究中较为常见的研究方法。问卷调查法是国内外实证研究中较常使用的获取数据的方法之一，具有简便、灵活的特点，且能够获取可靠、翔实的一手资料。因此，本研究采用问卷调查法进行数据收集。该部分主要包括三个方面的内容：首先，介绍研究变量和计量尺度；其次，阐明研究变量测量题项的来源；最后，说明问卷收集的具体方法。

门诊服务接触测量量表由第四章开发而获得，医患关系质量、患者再就医意愿、患者健康状态、感知医疗费用和转移障碍主要来自国内外运用成熟的量表，并根据研究情境进行修正。

6.2.1 研究变量与测量尺度

6.2.1.1 研究变量

本文涉及的变量有自变量、因变量、中介变量、调节变量以及控制变量，具体包括：

自变量：门诊服务接触质量的三个维度，分别为有形环境接触、医务人员接触、服务系统接触。

因变量：患者再就医意愿。

中介变量：医患关系质量，包括患者满意和患者信任两个潜变量。

调节变量：患者健康状态、感知医疗费用、转移障碍。

控制变量：性别、年龄、教育水平、收入。

6.2.1.2 测量尺度

问卷调查询问的主要是被试的相关态度，学术界常用的测量态度的量表分别是李克特量表（Likert scale）、瑟斯顿量表（Thurston scale）及格特曼量表（Guttman scale）。在以上三种量表中，由于瑟斯顿量表的编制复杂且要求苛刻，格特曼量表难以满足实际测量的条件，而李克特量构建相对简单、较易执行，容易被调查对象理解，因此，李克特量表在国内外研究中被广泛使用。在测量多维概念时，李克特量表的优势更为显著（Kapes, Mastie & Whitfield, 1994）。

国内外研究中，普遍使用的是 5 点式和 7 点式李克特量表，这两种测量尺度在实际施测过程中不需要进行过多的解释。本研究中的问卷采用七点尺度法对每个题项进行测量，分别给予 1 分至 7 分，1 分为完全不同意，7 分为完全同意，4 分为中立态度。

6.2.2 变量定义与测量

6.2.2.1 门诊服务接触的定义与测量

本研究依据服务接触扩展模型理论，结合门诊服务特征，将门诊服务接触质量界定为患者在就医体验过程中通过与有形环境与设备、医务人员及服务系统资源的互动而形成的对门诊服务总体的认知和态度。本研究所界定的门诊服务接触质量的范畴包括三个方面：①门诊服务接触质量的评价主体是患者；②患者感知的门诊服务接触对象涵盖了就医过程中的有形环境与设备、医务人员和服务系统；③从评价的内容看，由于门诊服务的特殊性，治疗效果往往不能立竿见影，且评价的节点是取药结束阶段，因此，本研究中的评价内容未将服务结果质量纳入，主要聚焦于患者对门诊服务传递过程的感知。

本研究量表采用李克特七点尺度法对门诊服务接触质量进行测量，较低的分数表示患者对门诊服务接触的感知评价较低，较高的分数表示患者对门诊服务接触的感知评价较高。提问方式为：请根据您的真实体验，在相应的数字处打"√"，"1"表示完全不同意，"2"表示不同意，"3"表示有点不同意，"4"表示不确定，"5"表示有点同意，"6"表示同意，"7"表示完全同意。

测量题项来源于第四章开发的中国本土化的门诊服务接触质量测量量表，其中一部分题项通过关键事件法获得，另一部分通过文献研究获得，并根据中国门诊服务情境进行了相应的修正。测量量表包括有形环境接触、医务人员接触、服务系统接触3个维度。其中，有形环境接触和服务系统接触均由4个题项构成、医务人员接触由8个题项构成，具体的测量题项和来源详见表6-1。

表6-1　　　　　　　　门诊服务接触的测量量表

维度	题项	来源
有形环境接触	SE 1. 该医院干净、整洁	关键事件法提取
	SE 2. 该医院医疗设备先进	Emin Babakus，等（1992）；黄静宜（2010）
	SE3. 医院各楼层的指示牌、指路标志清晰	Laith Alrubaiee（2011）；黄静宜（2010）
	SE 4. 该医院就诊环境舒适	关键事件法提取

表6-1(续)

维度	题项	来源
医务人员接触	SE 5. 医务人员尊重我、为我考虑	黄静宜（2010）
	SE 6. 医务人员专业知识丰富	Emin Babakus，等（1992）
	SE 7. 医务人员在检查、诊疗时操作熟练	关键事件法提取
	SE 8. 医务人员能清晰解释我的病情	Nandakumar Mekoth（2011）
	SE 9. 医生在诊疗过程中认真、仔细	关键事件法提取
	SE 10. 病历书写清晰、规范	黄静宜（2010）
	SE 11. 医生推荐合理的治疗方案	关键事件法提取
	SE 12. 医务人员向我详细说明用药方法与注意事项	黄静宜（2010）
服务系统接触	SE13. 挂号、候诊、缴费、取药方便快捷	关键事件法提取
	SE14. 我能及时获得各项化验、检查结果	关键事件法提取
	SE 15. 我提出的问题或投诉能得到及时回应、积极解决	关键事件法提取
	SE 16 询问医务人员时能得到及时、详细解答	关键事件法提取

6.2.2.2 医患关系质量的定义与测量

国内外学者主要从顾客感知和关系互动角度对医患关系质量进行了界定。

Liljander 和 Strandvik（1995）基于顾客感知视角，认为服务行业中的关系质量是顾客将其在关系中所感知的服务与某些内在或外在质量进行比较后所形成的认知与评价。Gronroos（2002）基于关系互动视角，认为关系质量是顾客与服务提供者在长期的互动关系中所形成的动态的质量感知，是顾客对服务质量连续的、长期的感知过程。本研究综合以上观点，认为医患关系质量是患者与医疗服务提供者互动的过程中所形成的总体质量的认知与评价。医患关系质量的内涵包括以下两个方面：首先，对医患关系质量感知的主体是患者，客体是医疗机构、医生及其所提供的服务；其次，医患关系质量的范畴包括关系满意和关系信任（Crosby，1990；Hsieh & Hiang，2004）。

医患关系质量的测量使用李克特七点量尺法，要求被试根据自身的真实体验从1（非常不同意）到7（非常同意）进行评价。医患关系质量包括患者满意和患者信任两个维度，分别包含3个题项，主要参考了 Garuana 和 Noel（2005）、Lee 和 Yom（2007）、Laith Alrubaiee（2011）等学者的测量题项，并进行了适当的修改，具体测量题项以及来源见表6-2。

表6-2 医患关系质量的测量题项

维度	题项	来源
患者满意	PS1. 总的来说，我对这家医院是满意的	Garuana & Noel（2005）；Lee & Yom（2007）
	PS2. 医院的技术与服务符合我最初的期望	
	PS3. 与同类医院相比，我对这家医院是满意的	
患者信任	PT1. 我信赖该医院	Laith Alrubaiee，等（2011）
	PT2. 该医院是诚实的	
	PT3. 该医院是可靠的	

6.2.2.3 患者再就医意愿的定义与测量

本研究参考了 Engel 等（1995）的观点，认为患者再就医意愿是指患者接受门诊医疗服务后，未来再次来该医院就医及向他人推荐的可能性。本研究运用李克特7点量表对患者再就医意愿进行测量，要求调查对象根据切身体验对再就医意愿进行评价，分别给予1分至7分，1分为完全不同意，7分为完全同意，4分为中立态度。本研究借鉴了 Fishbein（1975）、Reicheld 和 Sasser（1990）、lee 等（2008）、李东进（2009）、陈学涛（2009）等学者测量题项，并根据门诊服务特征进行了改动，测量题项及其来源见表6-3。

表6-3　　　　　　　　患者再就医意愿测量题项

维度	题项	来源
患者再就医意愿	RV1. 我会向周围的人称赞该医院	Garuana & Noel（2005）；Lee & Yom（2007）
	RV2. 如果有人请我推荐，我会推荐该医院	
	RV3. 如果患同样的病，我会选择该医院	
	RV4. 如果患不同的病，我还选择该医院	

6.2.2.4　患者健康状态的定义与测量

本研究借鉴 Otani K 等（2012）的观点，基于顾客感知的视角，认为患者健康状态是患者的疾病严重程度。患者健康状态的测量使用李克特四点量尺法，要求被试根据自身的切身体验对疾病的严重程度进行判断，1表示严重，2表示比较严重，3表示一般，4表示轻微。

6.2.2.5　感知医疗费用的定义与测量

感知医疗费用和感知利失密切相关。感知利失是顾客在消费过程中感知到的支出总和，包括购买产品或服务所花费的时间、金钱、体力、精力、心理等方面成本的总和（Zeithaml, Parasurama, Berry, 1990；Monroe, 1991）。由此可见，医疗医疗费用是患者感知利失的重要构成部分。本研究认为患者对门诊医疗费用的感知取决于三个方面：①各服务项目的定价，如挂号费、诊疗费、药品定价、注射费等；②医生开的药品的价格和数量；③医生开的检查单的项目和数量。

本研究运用李克特7点量表对感知医疗费用进行测量，要求调查对象根据切身体验对医疗费用进行评价，分别给予1分至7分，1分为完全不同意，7分为完全同意，4分为中立态度。本研究借鉴 Caruana 和 Noel（2005），Andaleeb 等（2007），黄静宜等（2010）的研究，并根据中国门诊服务特征进行了改动。测量题项及来源见表6-4。

表 6-4　　　　　　　　　感知医疗费用测量题项

变量	题项	来源
感知医疗费用	PC1. 医生根据我的病情开合理价位、合理数量的药品	Caruana & Noel（2005），Andaleeb，等（2007），黄静宜（2010）
	PC2. 医生根据我的病情开必要的检查单	
	PC3. 医院定价合理（如药费、检查费、挂号费、诊疗费、注射费等）	

6.2.2.6　转移障碍的定义与测量

本研究借鉴 Dick 和 Basu（1994）以及 Fornell. C.（1992）的观点，认为转移障碍是患者在转换医疗服务机构时所耗费的时间、金钱和精力，以及伴随的心理风险的提高。转移障碍的测量题项参考了 lee 等（2008）的研究，并根据需要进行了修正。该变量运用李克特 7 点量尺进行测量，要求被试根据切身体验，从 1（非常不同意）到 7（非常同意）进行评价。具体的题项和来源见表 6-5。

表 6-5　　　　　　　　　转移障碍的测量题项

变量	题项	来源
转移障碍	SC1. 除了该医院，我还能找到比这服务更好的医院就医	lee，等（2008）
	SC2. 除了该医院，我还能找到比这医术更好的医院	

6.2.3　数据获取与样本描述

6.2.3.1　数据获取

本研究采用问卷调查法收集数据。在问卷调查实施之前，首先确立调研的程序。第一，确定调查对象，本研究的对象是公立医院门诊患者。成都市是公立医院改革起步较早的城市，根据《成都市深化医药卫生体制改革总体方案》精神，于 2010 年 1 月正式成立成都市医院管理局，下辖 11 所市级公立医院，其中三级医院 9 所，三级甲等医院 7 所。为了保证样本来源的均衡，本研究选择了国家卫生健康委员会直属的医院一所，为四川大学华西医院；

省属医院1所,为四川省人民医院;成都医院管理局下辖的医院两所,分别为成都市第一人民医院和成都市第五人民医院;地方医学院校附属医院1所,为成都市中医药大学附属医院。第二,确定样本量。学者们对样本量大小的观点不尽相同,Comrey(1978)认为样本量至少为200个;Nunally(1978)认为样本量至少为题项数量的10倍;而Boomsma(1982)则认为400个样本较为合适。依据学者中最为严格的样本标准,结合本研究问卷中测量题项的数量,本研究共发放调查问卷500份。第三,调查方法的确立。本研究采用方便抽样的方法针对门诊患者进行抽样。第四,调查地点的选择。由于本研究的调研对象是已经体验完就医全流程的患者,因此调查地点选择在医院门诊取药窗口。第五,调研人员的培训。为了保证调研的顺利进行,我们在实施之前对调研人员进行了系统的培训。

6.2.3.2 样本描述

本研究通过四川大学华西医院的志愿者平台招募志愿者以及邀请四川大学商学院的硕士生和成都中医药大学的本科同学担任调查员,进行了为期一周的问卷调查,共发放问卷500份,对于知识水平较低和视力不好的患者,由调查员阅读问卷,根据调查对象的选择代为书写。通过对问卷整页或全部选择同一条款、问卷关键题项有缺失值的样本给予删除,获得有效问卷410份,问卷有效率为82%。样本的基本情况包括被调查者的性别、年龄、教育水平、家庭人均月收入、来院方式、就医经验(是否是首次就诊)。

(1)调查对象的性别描述

被调查的门诊患者中,男性患者179人,占总体的43.7%;女性患者231人,占总体的56.3%,如表6-6所示。

表6-6 调查对象性别分布统计表

性别	频率	百分比(%)	累积百分比(%)
男	179	43.7	43.7
女	231	56.3	100
合计	410	100	

（2）调查对象的年龄描述

被调查的门诊患者中，18~25岁的患者有141人，占总体的34.4%；26~35岁的患者为126人，占总体的30.7%；36~45岁的患者有82人，占总体的20%；46~55岁的患者有40人，占总体的9.8%；55岁以上的患者为21人，占总体的5.1%。从表6-7可以看出，调查对象集中在18~35岁，最少的是55岁以上的患者。

表6-7　　　　　　　　调查对象年龄分布统计表

年龄	频率	百分比（%）	累积百分比（%）
18~25岁	141	34.4	34.4
26~35岁	126	30.7	65.1
36~45岁	82	20.0	85.1
46~55岁	40	9.8	94.9
55岁以上	21	5.1	100
合计	410	100	

（3）调查对象的教育水平描述

被调查对象中，具有大专或本科学历的患者最多，为219人，占总体的53.4%；其次是高中或中专学历患者，为89人，占总体的21.7%；小学及以下文化水平的患者最少，为18人，占总体的4.4%，详见表6-8。

表6-8　　　　　　　　调查对象教育水平分布

教育水平	频率	百分比（%）	累积百分比（%）
小学及以下	18	4.4	4.4
初中	52	12.7	17.1
高中或中专	89	21.7	38.8
大专或本科	219	53.4	92.2
研究生及以上	32	7.8	100
合计	410	100	

（4）调查对象的职业描述

调查对象中，占比最多的职业是企业职员，占总体的 30.7%，其次是政府机关或事业单位职员和个体工商户，分别占总体的 17.3% 和 15.9%；农民的比例较少，占总体的 10%；有 12.2% 的患者选择了其他，并对具体职业进行了标注，详见表 6-9。

表 6-9　　　　　　　　　调查对象职业分布

	频率	百分比（%）	累积百分比（%）
政府机关或事业单位职工	71	17.3	17.3
企业职员	126	30.7	48.0
个体工商户	65	15.9	63.9
农民	41	10.0	73.9
学生	57	13.9	87.8
其他	50	12.2	100
合计	410	100	

（5）调查对象的就医经验

被调查对象中，有 66 位患者是初次来抽样医院就诊，占总体 16.1%；剩余的 344 位患者过去均来过抽样医院就诊，占总体的 83.1%。

表 6-10　　　　　　　　　调查对象就医经验分布

首次就诊	频率	百分比（%）	累积百分比（%）
是	66	16.1	16.1
否	344	83.9	100
合计	410	100	

6.3　分布检验与量表信效度分析

6.3.1　分布检验

　　由于本研究将运用结构方程进行假设检验，而结构方程分析的前提是样本数据具有正态分布特征，因此，需要对数据进行正态分布检验，检验结果如表 6-11 所示。

表 6-11　　　　　　　　　　研究样本正态分布检验结果

	极小值统计量	极大值统计量	均值统计量	标准差统计量	偏度		峰度	
					统计量	标准误	统计量	标准误
PE 1	1	7	5.79	1.057	−1.222	0.121	1.984	0.240
PE 2	1	7	5.60	1.079	−1.030	0.121	1.653	0.240
PE 3	1	7	5.75	1.117	−1.199	0.121	1.663	0.240
PE 4	1	7	5.46	1.151	−0.852	0.121	0.718	0.240
PE 5	1	7	5.30	1.278	−0.851	0.121	0.702	0.240
PE 6	1	7	5.64	1.119	−0.987	0.121	1.459	0.240
PE 7	2	7	5.68	1.080	−0.912	0.121	0.647	0.240
PE 8	1	7	5.49	1.245	−0.941	0.121	0.738	0.240
PE 9	1	7	5.51	1.255	−0.905	0.121	0.448	0.240
PE 10	1	7	5.37	1.332	−0.987	0.121	0.866	0.240
PE 11	1	7	5.48	1.253	−1.076	0.121	1.052	0.240
PE 12	0	7	5.52	1.333	−1.177	0.121	1.438	0.240
PE 13	1	7	4.96	1.529	−0.903	0.121	0.305	0.240
PE 14	1	7	5.01	1.470	−0.764	0.121	0.087	0.240
PE 15	0	7	5.02	1.477	−0.968	0.121	0.738	0.240
PE 16	1	7	5.38	1.316	−0.779	0.121	0.070	0.240

表6-11(续)

	极小值统计量	极大值统计量	均值统计量	标准差统计量	偏度		峰度	
					统计量	标准误	统计量	标准误
PS1	1	7	5.52	1.166	-1.052	0.121	1.380	0.240
PS2	1	7	5.40	1.193	-1.035	0.121	1.342	0.240
PS3	1	7	5.54	1.078	-0.848	0.121	1.202	0.240
PT1	1	7	5.50	1.124	-0.541	0.121	-0.023	0.240
PT2	1	7	5.52	1.108	-0.531	0.121	-0.002	0.240
PT3	1	7	5.42	1.197	-0.790	0.121	0.883	0.240
ZJY1	1	7	5.38	1.259	-0.816	0.121	0.548	0.240
ZJY2	1	7	5.50	1.162	-0.927	0.121	1.136	0.240
ZJY3	1	7	5.52	1.168	-1.064	0.121	1.699	0.240
ZJY4	1	7	5.11	1.453	-0.782	0.121	0.083	0.240
PC1	1	7	5.41	1.254	-0.841	0.121	0.356	0.240
PC2	1	7	4.92	1.569	-0.741	0.121	-0.020	0.240
PC3	1	7	5.03	1.462	-0.956	0.121	0.418	0.240
SC1	1	7	5.01	1.534	-0.804	0.121	-0.116	0.240

表6-11显示各潜变量测量题项的偏度值和峰度值均小于2。一般认为,当峰度的绝对值在10以下,偏度的绝对值在3以下时,表明研究样本基本服从正态分布(Kline,1998;黄芳铭,2005)。由此可以判断,本研究的正式样本服从正态分布,满足运用结构方程进行建模分析的要求。

6.3.2 量表的信度及效度分析

测量工具具有良好的信度和效度才能保证实证研究结果的可靠性,因此在进行正式的数据实证分析前,需要对测量工具的信度和效度进行检验。本研究主要运用内部一致性信度检验、内容效度分析、探索性因子分析和验证性因子分析对数据质量进行检验。

6.3.2.1 内部一致性信度检验

本研究采用项目-总体相关系数(CITC)和Cronbach's α两个指标检

验数据的内部一致性。运用 SPSS 统计软件对研究变量各量表的 CITC 系数和 Cronbach's α 系数进行计算，计算结果如表 6-12 所示。

表 6-12　　　　　　　　　　　　内部一致性检验结果

变量	测项	初始 CITC	项已删除的 Cronbach's Alpha 值	Cronbach's α
有形环境接触	PE1	0.698	0.693	0.776
	PE 2	0.605	0.709	
	PE 3	0.509	0.768	
	PE 4	0.592	0.715	
医务人员接触	PE 5	0.721	0.913	0.922
	PE 6	0.773	0.909	
	PE 7	0.711	0.914	
	PE 8	0.783	0.908	
	PE 9	0.797	0.907	
	PE 10	0.662	0.918	
	PE 11	0.778	0.908	
	PE 12	0.699	0.915	
服务系统接触	PE 13	0.599	0.834	0.841
	PE 14	0.709	0.794	
	PE 15	0.717	0.780	
	PE 16	0.687	0.796	
患者满意	PS1	0.757	0.821	0.873
	PS2	0.786	0.794	
	PS3	0.731	0.845	
患者信任	PT1	0.863	0.895	0.931
	PT2	0.892	0.873	
	PT3	0.821	0.921	

表6-12(续)

变量	测项	初始 CITC	项已删除的 Cronbach's Alpha 值	Cronbach's α
再就医意愿	ZJY1	0.826	0.870	0.909
	ZJY2	0.840	0.867	
	ZJY3	0.834	0.868	
	ZJY4	0.687	0.921	
就医费用	PC1	0.775	0.777	0.864
	PC2	0.743	0.818	
	PC3	0.726	0.831	
转移障碍	SC1	0.677	---	0.806
	SC2	0.677	---	

项目-总体相关系数（CITC）用来检验各个题项与其所测量的概念的相关度，并且用来判断该相关度是否具有理论意义。表6-12显示，各变量中的每一个题项与其所测量的概念的项目-总体相关系数均处于0.509~0.892，均大于0.5的临界标准，因此，各题项均须保留。与此同时，各个变量的 Cronbach's α 系数值处于0.776~0.931，亦均超过了0.7的临界标准。对于有形环境接触、医务人员接触、服务系统接触、患者满意、患者信任、转移障碍和就医费用量表，删除各自量表中的任何一项后，均会导致相应量表的 Cronbach's α 系数降低，因此，应保留以上量表的所有题项。而删除再就医意愿量表的题项4后，Cronbach's α 系数由原来的0.909提高至0.921，因此，需要对题项4予以删除。内部一致性检验结果表明，删除就医意愿量表的题项4后形成的新量表具有良好的信度。

6.3.2.2 内容效度分析

内容效度主要考量测量题项是否具有综合性和代表性。本研究中的门诊服务接触质量测量量表，借鉴了前人的理论成果，采用关键事件法、内容分析法、专家法进行提炼和修正，并进行了预调研和小样本测试。因此，该量表具有良好的内容效度。而医患关系质量和再就医意愿均为比较成熟的量表，经过了国内外专家学者的多次验证，具有较好的内容效度。

6.3.2.3　数据的探索性因子分析

探索性因子分析的目的主要是检验研究变量的单维性和各个测量概念之间的区别效度。单维性检验是进行概念测量的必要前提（Anderson & Gerbing，1988），如果各个变量的测量题项均只能生成一个因子，则表明这些变量具有单维度性。如果探索性因子分析结果显示每个题项都能以较高的负载系数负载至相应的因子上，并且没有交叉负荷的现象出现，则表明各个变量具有良好的区别效度。

在运用探索性因子分析进行区别效度检验时，原则上应将研究中的所有变量放在一起进行因子分析，如果研究模型中变量数量过多，则可将变量分成几组进行检验（Bentler & Chou，1987）。由于本研究中变量数量较多，因此，分别对各个变量进行探索性因子分析。对各个变量的分析主要运用主成分分析法，提取特征值为1的数据，并采取正交最大化旋转方法。

门诊服务接触质量的探索性因子分析结果如表6-13所示：KMO值为0.940，大于0.7的标准，表明数据非常适合做因子分析，最大方差正交旋转后，共提取了3个特征值大于1的因子，提取的因子数量与理论模型中的3个变量完全一致，且所有题项均负荷至相应的因子上，因子负载系数在之间，均超过0.5的临界标准，未出现交叉负载的现象。3个因子的累积解释方式贡献率达到66.136%，超过60%的门槛值。因子分析结果显示各变量的区别效度良好，16个题项均须保留。

表 6-13　　　　　　　　　　旋转成分矩阵

	成分		
	1	2	3
PE 1	0.283	0.144	0.742
PE 2	0.219	0.020	0.812
PE 3	0.135	0.273	0.645
PE 4	0.349	0.311	0.614
PE 5	0.622	0.390	0.296
PE 6	0.753	0.120	0.386

表6-13(续)

	成分		
	1	2	3
PE 7	0.775	0.099	0.227
PE 8	0.746	0.256	0.304
PE 9	0.757	0.324	0.239
PE 10	0.725	0.249	0.076
PE 11	0.710	0.347	0.256
PE 12	0.613	0.384	0.251
PE 13	0.073	0.808	0.204
PE 14	0.331	0.762	0.158
PE 15	0.429	0.695	0.141
PE 16	0.472	0.654	0.166

注：提取方法为主成分。

旋转法为具有 Kaiser 标准化的正交旋转法，旋转在 7 次迭代后收敛。

医患关系质量量表的探索性因子分析结果如表 6-14 所示：KMO 值为 0.875，大于 0.7 的标准，表明数据非常适合做因子分析。最大方差正交旋转后，共提取了 2 个特征值大于 1 的因子，提取的因子数量与理论模型中的 2 个变量完全一致，且所有题项均负荷至相应的因子上，因子负载系数在之间，均超过 0.5 的临界标准，未出现交叉负载的现象。2 个因子的累积解释方式贡献率达到 84.186%，超过 60% 的临界值。因子分析结果显示各变量的区别效度良好，6 个题项均须保留。

表 6-14　　　　医患关系质量的探索性因子分析结果

	成分	
	1	2
PS1	0.279	0.865
PS2	0.363	0.834
PS3	0.426	0.757
PT1	0.848	0.404

表6-14(续)

	成分	
	1	2
PT2	0.859	0.408
PT3	0.880	0.289

注：提取方法为主成分。

旋转法为具有 Kaiser 标准化的正交旋转法，旋转在 3 次迭代后收敛。

患者再就医意愿测量量表的因子分析结果如表 6-15 所示，KMO 值为 0.753，大于 0.7 的标准，表明数据非常适合做因子分析。最大方差正交旋转后，共提取了 1 个特征值大于 1 的因子，提取的因子数量与理论模型中的 1 个变量完全一致，且所有题项均负荷至相应的因子上，因子负载系数在之间，均超过 0.5 的临界标准，未出现交叉负载的现象。因子的累积解释方式贡献率达到 86.536%，超过 60% 的临界标准。因子分析结果显示量表的区别效度良好，3 个题项均须保留。

表 6-15　　　　　　患者再就医意愿的探索性因子分析结果

	成分
	1
ZJY1	0.931
ZJY2	0.944
ZJY3	0.916

注：提取方法为主成分。已提取了 1 个成分。

转移障碍测量量表的因子分析结果如表 6-16 所示，KMO 值为 0.753，大于 0.7 的标准，表明数据非常适合做因子分析。最大方差正交旋转后，共提取了 1 个特征值大于 1 的因子，提取的因子数量与理论模型中的变量完全一致，且所有题项均负荷至相应的因子上，因子负载系数在之间，均超过 0.5 的临界标准，未出现交叉负载的现象。因子的累积解释方式贡献率达到 86.536%，超过 60%。因子分析结果显示各变量的区别效度良好，2 个题项均须保留。

表 6-16　　　　　　转移障碍的探索性因子分析结果

	成分
	1
SC1	0.916
SC2	0.916

提取方法：主成分。已提取了 1 个成分。

感知医疗费用测量量表的因子分析结果如表 6-17 所示，KMO 值为 0.734，大于 0.7 的标准，表明数据非常适合做因子分析，最大方差正交旋转后，共提取了 1 个特征值大于 1 的因子，提取的因子数量与理论模型中的变量完全一致，且所有题项均负荷至相应的因子上，因子负载系数在 0.8~0.9，均超过 0.5 的临界标准，未出现交叉负载的现象。1 个因子的累积解释方式贡献率达到 79.193%，超过 60%。因子分析结果显示量表的区别效度良好，3 个题项均须保留。

表 6-17　　　　　　感知医疗费用的探索性因子分析结果

	成分
	1
PC1	0.905
PC2	0.888
PC3	0.876

提取方法：主成分。已提取了 1 个成分。

6.3.2.4　数据的验证性因子分析

进行验证性因子分析的目的是对研究变量测量量表的收敛效度和区别效度进行进一步检验。由于门诊服务接触质量测量量表和医患关系质量量表是多维测量量表，需要对其进行验证性因子分析。

门诊服务接触质量的验证性因子分析结果显示，测量模型的卡方自由度之比为 3.719，小于 5 的临界标准，RMSEA 值为 0.065，小于 0.08 的判别标准，模型的拟合参数 GFI、AGFI、NFI、IFI、CFI 的值分别 0.901，0.879、0.912、0.942、0.941，均接近或大于国内外相关研究所建议的

0.9 的判别标准，大于 0.85 的最低可接受标准，表明验证性因子分析模型路径与实际数据具有良好的适配性（Hu & Bentler，1999）。

医患关系质量的验证性因子分析结果显示，测量模型的卡方自由度之比为 3.286，小于 5 的临界标准，*RMSEA* 值为 0.074，小于 0.08 的判别标准，模型的拟合参数 *GFI*、*AGFI*、*NFI*、*IFI*、*CFI* 的值分别 0.980、0.947、0.987、0.991、0.991，均接近或大于国内外相关研究所建议的 0.85 最低可接受标准，更大于更加严格的 0.9 的判别标准，表明验证性因子分析模型路径与实际数据具有良好的适配性。

收敛效度主要用于测量同一构念中各个不同测量题项之间的一致性，接下来运用验证性因子分析检验量表的收敛效度。分析结果显示，各个变量的标准化因子负荷的最大值为 0.945，最小值为 0.630，介于 0.63~0.95。平均提取方差（*AVE*）在 0.5185~0.8251，均大于 0.5，说明研究变量具有良好的收敛效度（见表 6-18）。

表 6-18　　　　　　　　测量模型的信度与效度分析

变量	题项	标准负荷	组合信度（*CR*）	*AVE*
有形环境接触	EE1	0.741	0.811 2	0.518 5
	EE2	0.724		
	EE3	0.663		
	EE4	0.749		
医务人员接触	PE1	0.770	0.923 2	0.601 3
	PE2	0.798		
	PE3	0.735		
	PE4	0.822		
	PE5	0.836		
	PE6	0.684		
	PE7	0.811		
	PE8	0.735		

表6-18(续)

变量	题项	标准负荷	组合信度（CR）	AVE
服务系统接触	SE1	0.630	0.847 2	0.583 6
	SE2	0.759		
	SE3	0.826		
	SE4	0.824		
患者满意	PS1	0.830	0.874 8	0.699 8
	PS2	0.861		
	PS3	0.818		
患者信任	PT1	0.917	0.933 9	0.825 1
	PT2	0.945		
	PT3	0.861		

区别效度是指不同测量变量之间的差异化水平。本研究中运用比较 AVE 的平方根与该因子与其他因子之间相关系数的方法，来判别研究变量测量量表的区别效度是否合适。表6-19和表6-20分别列出了门诊服务接触质量和医患关系质量各因子间的相关系数及其 AVE 的平方根（对角线位置）。

由表6-19可以看出，门诊服务接触质量各因子相关系数在0471~0.768，而 AVE 的平方根在0.720~0.763。各因子 AVE 值的平方根均大于该因子与其他因子之间的相关系数，说明门诊服务接触质量测量量表的区别效度良好。

表6-19　　门诊服务接触质量各因子的 AVE 的平方根
与其他因子相关系数分析

	EE	PE	SE
EE	0.720		
PE	0.471**	0.775	
SE	0.479**	0.768**	0.763

由表 6-20 可以看出，医患关系质量两个因子相关系数为 0.726，而 *AVE* 的平方根在分别为 0.837、0.908。两因子 *AVE* 值的平方根均大于两因子之间的相关系数，说明医患关系质量测量量表的区别效度良好。

表 6-20　　　医患关系质量各因子的 *AVE* 的平方根

与其他因子相关系数分析

	MY	*XR*
MY	0.837	
XR	0.726**	0.908

6.4　假设检验

6.4.1　患者个人特征的影响作用

除了门诊服务接触质量对医患关系质量及患者就医行为产生影响外，患者个人特征也可能会对中介变量和因变量产生影响。因此，本研究将患者个人特征作为控制变量进行处理。本研究中的控制变量包括患者性别、年龄、教育水平、收入。我们通过对这些因素进行单因素方差分析，确定患者个人特征对医患关系质量及再就医意愿的影响。在进行单因素方差分析前，需要进行方差齐性检验，当方差呈现齐性时，采用 LSD 法对均值进行两两比较；当方差不齐时，则采用 Tamhane 法对均值进行两两比较，再通过 T 检验结果判断均值之间是否存在显著性差异（马庆国，2002）。

6.4.1.1　性别对门诊服务接触质量感知、医患关系质量及就医行为的影响

我们以性别为自变量，以门诊服务接触中的有形环境接触、医务人员接触和服务系统接触，医患关系质量中的患者满意、患者信任，以及再就医意愿为因变量做单因素方差分析。分析结果如表 6-21 所示：在 95% 的置信水平下，男性患者和女性患者对门诊服务接触质量感知、医患关系质

量感知及再就医意愿不存在显著性差异。

表 6-21　　　　　　　　　　性别的影响分析结果

变量名	性别	均值	方差齐性检验		均值差异显著性检验	
			显著性	是否齐性	T 值	显著性
有形环境接触	男	5.69	0.215	是	0.776	0.379
	女	5.61				
医务人员接触	男	5.44	0.918	是	0.889	0.346
	女	5.54				
服务系统接触	男	5.07	0.383	是	0.139	0.709
	女	5.02				
患者满意	男	5.46	0.697	是	0.016	0.901
	女	5.47				
患者信任	男	5.48	0.427	是	0.140	0.709
	女	5.44				
再就医意愿	男	5.40	0.364	是	0.247	0.620
	女	5.35				

注：* 表示 $p<0.05$。

6.4.1.2　年龄对门诊服务接触质量感知、医患关系质量及就医行为的影响

本研究将患者的年龄划分为 18~25 岁，26~35 岁，36~45 岁，46~55 岁，56 岁及以上五类。以患者年龄为自变量，以门诊服务接触中的有形环境接触、医务人员接触、服务系统接触，医患关系质量中的患者满意、患者信任，以及再就医意愿为因变量做单因素方差分析。分析结果如表 6-22 所示：在 95% 的置信水平下，不同年龄阶段的患者对门诊服务接触质量感知、医患关系质量的感知及再就医意愿不存在显著差异。

表 6-22　　　　　　　　　　　年龄的影响分析结果

变量名		平方和	自由度	均方	均值差异性检验		方差齐性检验	
					F 值	Sig.	Sig.	是否齐性
有形环境接触	组间	5.563	5	1.113	1.543	0.175	0.077	是
	组内	291.200	404	0.721				
	合计	296.762	409					
医务人员接触	组间	6.495	5	1.299	1.312	0.258	0.297	是
	组内	399.987	404	0.990				
	合计	406.481	409					
服务系统接触	组间	5.655	5	1.131	0.849	0.516	0.126	是
	组内	538.317	404	1.332				
	合计	543.972	409					
患者满意	组间	5.286	5	1.057	1.008	0.413	0.502	是
	组内	423.811	404	1.049				
	合计	381.413	409					
患者信任	组间	7.559	5	1.512	1.322	0.254	0.239	是
	组内	462.118	404	1.144				
	合计	469.677	409					
再就医意愿	组间	7.264	5	1.453	1.175	0.321	0.365	是
	组内	499.469	404	1.236				
	合计	506.733	409					

注：* 表示 $p<0.05$。

6.4.1.3　教育水平对服务接触质量感知、医患关系质量及患者就医行为影响

我们以教育水平为自变量，以门诊服务接触中的有形环境接触、医务人员接触和服务系统接触，医患关系质量中的患者满意、患者信任，以及再就医意愿及就医频率为因变量做单因素方差分析。分析如表 6-23 所示，在 95% 的置信水平下，教育水平不同的患者对门诊服务接触感知、医患关系质量感知及其就医行为不存在显著性差异。

表 6-23 教育水平的影响分析结果

变量名		平方和	自由度	均方	均值差异性检验		方差齐性检验	
					F 值	Sig.	Sig.	是否齐性
有形环境接触	组间	3.413	4	0.853	1.175	0.321	0.162	是
	组内	293.340	404	0.726				
	总数	296.752	408					
医务人员接触	组间	2.409	4	0.602	0.602	0.661	0.327	是
	组内	404.008	404	1.000				
	总数	406.417	408					
服务系统接触	组间	6.406	4	1.601	1.207	0.307	0.021	否
	组内	536.160	404	1.327				
	总数	542.566	408					
患者满意	组间	3.347	4	0.837	0.794	0.530	0.055	是
	组内	425.718	404	1.054				
	合计	429.065	408					
患者信任	组间	7.153	4	1.788	1.564	0.183	0.205	是
	组内	461.795	404	1.143				
	合计	468.948	408					
再就医意愿	组间	10.584	4	2.646	2.155	0.073	0.193	是
	组内	496.109	404	1.228				
	合计	506.693	408					

6.4.1.4 收入对医患关系质量及患者就医行为的影响

本研究将患者收入分为家庭人均月收入"1 500 元以下""1 501~3 000元之间""3 001~5 000 元之间""5 001~8 000 元之间""8 001~10 000元之间"以及"10 000 元以上"。我们以收入为自变量,以门诊服务接触中的有形环境接触、医务人员接触和服务系统接触,医患关系质量中的患者满意、患者信任,以及再就医意愿为因变量做单因素方差分析。分析结果如 6-24 所示,在 95% 的置信水平下,不同收入水平的患者对门诊服务接触中的医务人员接触、服务系统接触的感知,医患关系质量感知及其再就医意愿不存在显著性差异,而对有形环境接触的感知存在显著差异($p = 0.015$),因此需要进行进一步的组间比较分析。

表 6-24   收入的影响分析结果

变量名		平方和	自由度	均方	均值差异性检验		方差齐性检验	
					F 值	Sig.	Sig.	是否齐性
有形环境接触	组间	10.207	5	2.041	2.932	0.013	0.000	否
	组内	268.775	386	0.696				
	总数	278.982	391					
医务人员接触	组间	3.656	5	0.731	0.774	0.569	0.333	是
	组内	364.826	386	0.945				
	总数	368.482	391					
服务系统接触	组间	5.018	5	1.004	0.773	0.569	0.371	是
	组内	501.030	386	1.298				
	总数	506.048	391					
关系满意	组间	7.859	5	1.572	1.663	0.143	0.024	否
	组内	364.801	386	0.945				
	合计	372.660	391					
关系信任	组间	3.083	5	0.617	0.577	0.718	0.009	否
	组内	412.767	386	1.069				
	合计	415.850	391					
再就医意愿	组间	5.155	5	1.031	0.889	0.488	0.292	是
	组内	447.684	386	1.160				
	合计	452.839	391					

方差分析结果显示有形环境接触的方差齐性检验结果为不齐，则采用 Tamhane 法进行均值的两两比较，在 95% 置信度下，家庭人均月收入在 3 000~5 000 元的患者对有形环境接触质量的感知显著高于人均月收入在 10 000 元以上的患者，表明高收入水平患者对有形环境的要求高于低收入水平患者。

6.4.2   门诊服务接触质量对医患关系质量的驱动作用分析

本研究运用结构方程建模技术实现对研究假设的检验。表 6-25 是结构方程模型的分析结果。卡方检验值是 622.170，自由度是 356，χ^2/df 值为 3.126，小于 5 的临界值，说明模型是可接受的；RMSEA 值为 0.072，小于 0.08 的门槛标准；*CFI*、*IFI*、*NFI* 均大于 0.9 的建议值；*GFI*、*AGFI* 的值虽然略低，但均超过了 0.85 的建议值。考虑到大样本的情况，该模型的拟合效果是可以接受的。

表 6-25 理论模型拟合指标值

x^2/df	*GFI*	*AGFI*	*RMSEA*	*CFI*	*IFI*	*NFI*
3.126	0.878	0.854	0.072	0.933	0.933	0.905

图 6-3 和表 6-26 显示了门诊服务接触质量对医患关系的作用路径。门诊服务接触质量中的有形环境接触、医务人员接触和服务系统接触对患者满意均具有显著正向影响（影响程度分别为 $b = 0.252$，$P = 0.012$；$b = 0.262$，$P = 0.012$；$b = 0.304$，$P < 0.001$），假设 H1a，H2a，H3a 得到验证。

而在门诊服务接触质量对患者信任的影响过程中，仅有医务人员接触对患者信任存在显著正向影响（$b = 0.288$，$P = 0.002$），而有形环境接触和服务系统接触对患者信任不具有显著影响，假设 H2b 得到验证，而假设 H2a 和 H2C 未得到验证。医患关系质量内部，患者满意对患者信任具有显著正向影响（$b = 0.627$，$P < 0.001$），假设 H9 得到验证。

虽然有形环境接触和服务系统接触对患者信任的直接作用没有得到验证，但由图 6-3 可以看出，以上两个质量要素均会通过患者满意对患者信任产生间接影响，即患者满意在有形环境接触和服务系统接触对患者满意作用过程中发挥完全中介作用；患者满意在医务人员接触对患者信任影响过程中发挥部分中介作用。因此，假设 H10 得到验证。

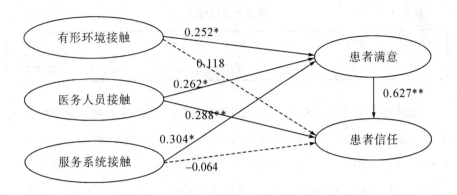

图 6-3　结构模型运算结果

注：* 表示在 $p<0.05$ 的水平上显著；** 表示在 $p<0.01$ 的水平上显著。

表 6-26　　　　结构方程模型路径系数的显著性检验

作用路径			*Estimate*	*S. E.*	*C. R.*	*P*	是否支持
患者满意	<---	有形环境接触	0.252	0.100	2.514	0.012	是
患者满意	<---	医务人员接触	0.262	0.105	2.499	0.012	是
患者满意	<---	服务系统接触	0.304	0.078	3.914	* * *	是
患者信任	<---	有形环境接触	0.118	0.088	1.347	0.178	否
患者信任	<---	医务人员接触	0.288	0.091	3.158	0.002	是
患者信任	<---	服务系统接触	-0.064	0.070	-0.920	0.358	否
患者信任	<---	患者满意	0.627	0.066	9.511	* * *	是

6.4.3　医患关系质量效应分析

以医患关系质量的两个潜变量患者满意和患者信任为自变量、以患者再就医意愿为因变量构建结构方程模型，分析结果如表 6-27 所示。卡方检验值是 98.980，自由度是 32，χ^2/df 值为 3.093，小于 5 的临界值，说明模型是可接受的；*RMSEA* 值为 0.072，小于 0.08 的门槛标准；*GFI*、*AGFI*、*CFI*、*IFI*、*NFI* 均大于 0.9 的建议值，表明模型模拟效果良好。

表 6-27 　　　　　　　　　　　　　　模型拟合指标值

x^2/df	GFI	AGFI	RMSEA	CFI	IFI	NFI
3.093	0.957	0.926	0.072	0.982	0.975	0.974

由图 6-4 和表 6-28 可以看出医患关系质量对患者再就医意愿的作用路径。患者满意对患者信任具有显著正向影响（影响程度分别为 $b=$ 0.886，$P<0.001$），患者满意对再就医意愿具有显著正向影响（影响程度分别为 $b=0.310$，$P<0.001$），患者信任对再就医意愿具有显著正向影响（影响程度分别为 $b=0.748$，$P<0.001$），由此可见，医患关系质量对患者再就医意愿具有显著正向影响，而患者信任在患者满意对再就医意愿影响过程中发挥部分中介作用，假设 H7 得到验证。

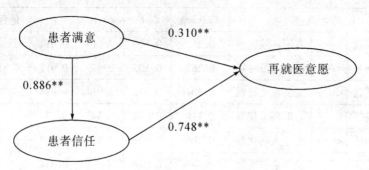

图 6-4　医患关系质量效应模型运算结果

表 6-28 　　　　医患关系质量效应结构方程模型路径及显著性水平

作用路径			Estimate	S. E.	C. R.	P	是否支持
患者信任	<---	患者满意	0.866	0.056	15.585	<0.001	是
再就医意愿	<---	患者满意	0.310	0.070	4.439	<0.001	是
再就医意愿	<---	患者信任	0.748	0.067	11.170	<0.001	是

6.4.4　门诊服务接触质量对医患关系质量及再就医意愿驱动机理分析

本研究运用结构方程建模技术实现对研究假设的检验。表 6-29 是结构方程模型的分析结果。卡方检验值是 802.062，自由度是 284，x^2/df 值为 2.824，不但小于 5 的标准，亦小于 3 的更为严格的标准，说明模型模拟比较好；$RMSEA$ 值为 0.067，小于 0.08 的门槛标准；CFI、IFI、NFI 均大于 0.9 的建议值；GFI、$AGFI$ 的值虽然略低，但均超过了 0.85 的建议值。考虑到大样本的情况，该模型的拟合效果是可以接受的。

表 6-29　　　　　　　　　　　总体模型拟合指标值

χ^2/df	GFI	$AGFI$	$RMSEA$	CFI	IFI	NFI
3.126	0.872	0.851	0.067	0.936	0.937	0.905

由图 6-5 和表 6-30 可以看出门诊服务接触质量对医患关系及再就医意愿的作用路径。门诊服务接触中质量中的有形环境接触、医务人员接触和服务系统接触对患者满意具有显著正向影响（影响程度分别为 b = 0.250，P = 0.012；b = 0.262，P = 0.012；b = 0.300，P < 0.001），假设 H1a，H2a，H3a 得到验证。

在门诊服务接触质量对患者信任的影响过程中，仅有医务人员接触对患者信任存在显著正向影响（影响程度为 b = 0.291，P = 0.002），而有形环境接触和服务系统接触对患者信任不具有显著影响，因此，假设 $H2b$ 得到验证，而假设 $H1b$，$H3b$ 未得到验证。医患关系质量内部，患者满意对患者信任具有显著正向影响（影响程度为 b = 0.634，P < 0.001），假设 H9 得到验证。

虽然有形环境接触和服务系统接触对患者信任的直接作用没有得到验证，但由图 6-5 可以看出，以上两个质量要素会通过患者满意对患者信任产生间接影响，即患者满意在有形环境接触和服务系统接触对患者满意作用过程中发挥完全中介作用，而患者满意在医护人员接触对患者信任作用过程中发挥部分中介作用，假设 H10 得到验证。门诊服务接触质量各个维度对再就医意愿均没有直接影响，但会通过关系质量对再就医意愿产生正向影响。因此，医患关系质量在门诊服务接触质量对再就医意愿影响过程中发挥完全中介作用，假设 H8 得到验证，假设 H4、H5 和 H6 未得到验证。

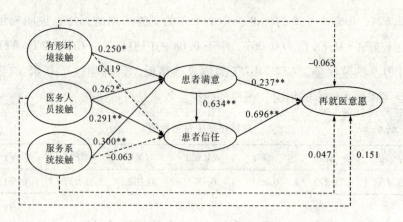

图 6-5　全模型分析结果

表 6-30　　　　全模型结构方程模型路径系数及显著性检验

影响路径	标准化系数	临界比（C. R）	显著性概率	是否支持假设
门诊服务接触质量对医患关系质量的影响——患者满意维度				
有形环境接触→患者满意	0.250*	2.511	0.012	是
医务人员接触→患者满意	0.262*	2.503	0.012	是
服务系统接触→患者满意	0.300**	3.883	<0.001	是
门诊服务接触质量对医患关系质量的影响——患者信任维度				
有形环境接触→患者信任	0.119	1.348	0.178	否
医务人员接触→患者信任	0.291**	3.161	0.002	是
服务系统接触→患者信任	−0.063	−0.891	0.373	否
门诊服务接触质量对患者再就医意愿的影响				
有形环境接触→再就医意愿	−0.063	−0.768	0.443	否
医务人员接触→再就医意愿	0.151	1.751	0.080	否
服务系统接触→再就医意愿	0.047	0.726	0.468	否
患者满意对患者信任的影响				
患者满意→患者信任	0.634**	9.546	<0.001	是
患者满意对再就医意愿的影响				
患者满意→再就医意愿	0.237**	3.206	0.001	是
患者信任对再就医意愿的影响				
患者信任→再就医意愿	0.696**	10.221	<0.001	是

注：* 表示在 0.05 的水平上显著，** 表示在 0.01 的水平上显著。

6.4.5　调节效应分析

6.4.5.1　健康状态的调节作用

当自变量是连续变量、调节变量是类别变量时，做分组回归，若回归系数的差异显著，则具有调节作用（温忠麟，侯杰泰，张雷，2005）。由于本研究中的门诊服务接触质量是连续变量，健康状态为类别变量，因此采用分组回归的方法检验健康状态在门诊服务接触质量对医患关系质量影响过程中的调节作用。

首先，检验健康状态在门诊服务接触质量对患者满意影响中的调节作用。第一步，根据调节变量的类别，将样本数据分割为两组。第二步，进行分组回归分析。分析结果如表6-31所示。

表6-31　　　　　　　　健康状态在门诊服务接触质量

对患者满意影响中的调节作用检验

		标准化系数	$Sig.$	容忍度	方差膨胀因子
轻微 $R^2 = 0.433^{**}$ 调整 $R^2 = 0.417^{**}$	性别	0.009	0.858	0.960	1.042
	年龄	-0.068	0.183	0.859	1.165
	文化程度	0.001	0.986	0.774	1.291
	人均月收入	-0.007	0.886	0.861	1.161
	有形环境接触	0.255	0.000**	0.601	1.664
	医务人员接触	0.365	0.000**	0.459	2.176
	服务系统接触	0.147	0.024*	0.543	1.842
严重 $R^2 = 0.483^{**}$ 调整 $R^2 = 0.433^{**}$	性别	0.018	0.845	0.864	1.157
	年龄	0.037	0.688	0.821	1.218
	文化程度	-0.115	0.257	0.704	1.420
	人均月收入	0.014	0.895	0.674	1.483
	有形环境接触	-0.044	0.716	0.480	2.084
	医务人员接触	0.329	0.026*	0.338	2.956
	服务系统接触	0.456	0.000**	0.500	2.000

在健康状态为轻微的样本中，有形环境接触对患者满意存在显著正向影响，标准化回归系数为 0.255（$p<0.01$），在 99% 的置信水平上具有显

著性；而在健康状态为严重的样本中，标准化回归系数为 -0.044（$p > 0.05$），有形环境接触对患者满意不存在显著影响。由此可见，在健康状态不同的组别中，有形环境接触对患者满意的影响存在显著差异，因此，假设 H11a1 得到验证。在健康状态为轻微的组中，医务人员接触对患者满意具有显著正向影响，标准化回归系数为 0.365（$p < 0.01$），在 99% 的置信水平上具有显著性；在健康状态为严重的组中，医务人员接触对患者满意亦具有显著正向影响，标准化回归系数为 0.329（$p < 0.05$），在 95% 的置信水平上具有显著性差异。由此可见，两组之间的回归系数存在显著性差异，因此，假设 H11a2 得到验证。在健康状态为轻微的组中，服务系统接触对患者满意具有显著正向影响，标准化回归系数为 0.147（$p < 0.05$），在 95% 的置信水平上具有显著性；在健康状态为严重的组中，医务人员接触对患者满意亦具有显著正向影响，标准化回归系数为 0.456（$p < 0.01$），在 99% 的置信水平上具有显著性差异。由此可见，两组之间的回归系数存在显著性差异，因此，假设 H11a3 得到验证。另外，从共线性诊断来看，两个子样本的容差均小于 1，方差膨胀因子均小于 5，说明自变量间不存在多重共线性问题。综合以上分析，得出患者健康状态在门诊服务接触质量对患者满意影响过程中具有调节作用，假设 H11a 得到验证。

其次，运用相同的方法，检验患者健康状态在门诊服务接触质量对患者信任影响过程中的调节作用，由于有形环境接触和服务系统接触对患者信任的直接作用未得到验证，因此，仅验证健康状态在医务人员接触对患者信任的调节作用，分组回归结果如表 6-32 所示。从表 6-32 可以看出，容忍度的值均小于 1，方差膨胀因子均小于 5，说明自变量间不存在多重共线性。

表 6-32　　　　　健康状态在门诊服务接触质量
对患者信任影响中的调节作用检验

		标准化系数	*Sig.*	容忍度	方差膨胀因子
轻微 $R^2 = 0.566^{**}$ 调整 $R^2 = 0.554^{**}$	性别	-0.019	0.648	0.960	1.042
	年龄	0.097	0.032	0.859	1.165
	文化程度	0.088	0.062	0.774	1.291
	人均月收入	-0.027	0.552	0.861	1.161
	医务人员接触	0.457	0.000^{**}	0.459	2.176
严重 $R^2 = 0.385^{**}$ 调整 $R^2 = 0.326^{**}$	性别	-0.008	0.939	0.864	1.157
	年龄	0.015	0.880	0.821	1.218
	文化程度	-0.070	0.525	0.704	1.420
	人均月收入	0.141	0.211	0.674	1.483
	医务人员接触	0.478	0.003^{**}	0.338	2.956

在健康状态为轻微的组中，医务人员接触对患者信任具有显著正向影响，标准化回归系数为 0.457（$p<0.01$），在 99% 的置信水平上具有显著性；在健康状态为严重的组中，医务人员接触对患者信任亦具有显著正向影响，标准化回归系数为 0.478（$p<0.01$），在 99% 的置信水平上具有显著性差异。由于两个回归方程 R^2 的解释水平分别为 55.4% 和 32.6%，两组之间的回归系数存在显著差异，因此，假设 H11b2 得到验证。综合以上分析，得出患者健康状态在门诊服务接触质量对患者信任影响过程中具有部分调节作用，假设 H11a 得到部分验证。

综合患者健康状态在门诊服务接触质量对患者满意和患者信任的调节作用分析，得出：患者健康状态在门诊服务接触质量对医患关系质量影响过程中的调节作用得到部分支持，假设 H11 得到部分验证。

6.4.5.2　感知医疗费用的调节作用分析

当自变量是连续变量、调节变量是类别变量时，做分组回归。若回归系数的差异显著，则具有调节作用（温忠麟，侯杰泰，张雷，2005）。由于本研究中的门诊服务接触质量是连续变量，且将感知医疗费用转化为类别变量，因此采用分组回归的方法检验感知医疗费用在门诊服务接触质量对医患关系质量影响过程中的调节作用。

（1）感知医疗费用在门诊服务接触质量对患者满意影响过程中的调节作用检验

第一步，根据调节变量的类别，将样本数据分割为两组。第二步，进行分组回归分析，分析结果如表6-33所示。

表6-33　　　　感知医疗费用在门诊服务接触质量
对患者满意影响中的调节作用检验

		标准化系数	Sig.	容忍度	方差膨胀因子
感知医疗费用高 $R^2=0.183^{**}$ 调整 $R^2=0.154^{**}$	性别	0.041	0.533	0.976	1.025
	年龄	0.004	0.960	0.823	1.216
	文化程度	0.055	0.456	0.755	1.324
	人均月收入	−0.082	0.253	0.818	1.223
	有形环境接触	0.078	0.325	0.670	1.494
	医务人员接触	0.263	0.003^{**}	0.547	1.828
	服务系统接触	0.148	0.066	0.646	1.549
感知医疗费用低 $R^2=0.361^{**}$ 调整 $R^2=0.332^{**}$	性别	−0.031	0.642	0.907	1.103
	年龄	−0.073	0.271	0.908	1.102
	文化程度	−0.144	0.046	0.782	1.280
	人均月收入	0.004	0.954	0.823	1.215
	有形环境接触	0.201	0.012^*	0.645	1.550
	医务人员接触	0.181	0.041^*	0.521	1.919
	服务系统接触	0.328	0.000^{**}	0.689	1.452

表6-33显示，两个回归模型的容忍度值均小于1，方差膨胀因子均小于5，说明各自变量之间不存在多重共线性。另外，两个回归方程解释的因变量的方差变异存在较大差异，感知费用高的子样本的回归方程解释了因变量18.3%的方差变异，感知费用低的子样本的回归方程解释了因变量33.2%的方差变异。感知医疗费用高的子样本中，有形环境接触对患者满意没有显著

影响（*Beta* = 0.078，*p* > 0.05），而在感知费用低的子样本中，有形环境接触对患者具有显著正向作用（*Beta* = 0.201，*p* < 0.05），由此可见，感知医疗费用在有形环境接触对患者满意影响中具有调节作用，假设 H12a1 得到验证。在两个子样本中，医务人员接触对患者满意均有显著正向影响，然而影响程度存在显著差异，感知费用高的子样本的回归系数为 0.263（*p* < 0.01），感知费用低的子样本的回归系数为 0.181（*p* < 0.05），由此可见，感知医疗费用在医务人员接触对患者满意影响过程中具有调节作用，假设 H12a2 得到验证。在两个子样本中，感知医疗费用高的子样本组中，服务系统接触对患者满意不具有显著影响（*Beta* = 0.148，*p* > 0.05），而在感知医疗费用低的子样本中，服务系统接触对患者满意具有显著正向影响（*Beta* = 0.328，*p* < 0.01），由此可见，感知医疗费用在服务系统接触对患者满意影响过程中具有调节作用，假设 H12a3 得到验证。综上所述，感知医疗费用在门诊服务接触对患者满意影响中具有调节作用，假设 H12a 得到验证。

（2）感知医疗费用在门诊服务接触对患者信任影响中的调节作用检验

本研究将采用上述方法验证感知医疗费用在门诊服务接触质量对患者信任影响过程中的调节作用，由于结构方程分析结果显示门诊有形环境接触和服务系统接触对患者信任没有直接影响，因此，仅验证感知医疗费用在医务人员接触对患者信任影响过程中的调节作用。第一步，根据调节变量的类别，将样本数据分割为两组。第二步，进行分组回归分析，分析结果如表 6-34 所示。

表 6-34　　　　　感知医疗费用在门诊服务接触质量
对患者信任影响中的调节作用检验

		标准化系数	*Sig.*	容忍度	方差膨胀因子
感知医疗费用高 $R^2 = 0.317^{**}$ 调整 $R^2 = 0.299^{**}$	性别	0.077	0.196	0.976	1.025
	年龄	0.132	0.042*	0.824	1.214
	文化程度	0.052	0.445	0.756	1.323
	人均月收入	−0.024	0.705	0.855	1.170
	医务人员接触	0.563	0.000**	0.969	1.032

表6-34(续)

		标准化系数	*Sig.*	容忍度	方差膨胀因子
感知医疗费用低 $R^2 = 0.255$ ** 调整 $R^2 = 0.232$ **	性别	-0.205	0.004 *	0.956	1.046
	年龄	0.045	0.530	0.910	1.099
	文化程度	-0.056	0.470	0.782	1.279
	人均月收入	0.061	0.407	0.851	1.176
	医务人员接触	0.473	0.000 **	0.969	1.032

表 6-34 显示,两个回归模型的容忍度值均小于 1,方差膨胀因子均小于 5,说明各自变量之间不存在多重共线性。在两个子样本中,医务人员接触对患者满意均有显著正向影响,然而影响程度存在显著差异,感知费用高的子样本的回归系数为 0.563($p<0.01$),感知费用低的子样本的回归系数为 0.473($p<0.01$)。另外,两个回归方程解释的因变量的方差变异存在较大差异,感知费用高的子样本的回归方程解释了因变量 29.9% 的方差变异,感知费用低的子样本的回归方程解释了因变量 23.2% 的方差变异。由此可见,感知医疗费用在医务人员接触对患者信任影响过程中具有调节作用,假设 H12b 得到验证。

综合前面的分析结果,假设 H12 得到部分验证。

6.4.5.3 转移障碍的调节作用

调节效应分析方法根据自变量和调节变量的测量级别而定。当自变量是连续变量、调节变量是连续变量时,将自变量和中心变量中心化后做层次回归分析(温忠麟,侯杰泰,张雷,2005)。本研究将验证转移障碍在医患关系质量对再就医意愿作用过程中的调节作用,由于医患关系质量是连续变量、转移障碍也是连续变量,因此,需要对两类变量做中心化处理,然后做层次回归分析。

首先,验证转移障碍在患者满意对再就医意愿影响过程中的调节作用(见表6-35)。第一步,对患者满意和转移障碍进行中心化处理。第二步,将患者满意、转移障碍作为自变量,患者再就医意愿作为因变量,做回归分析,求得 R_1 方为 0.682,然后将患者满意、转移障碍、患者满意和转移障碍的乘积作为自变量、患者再就医意愿作为因变量，做回归分析，求得R_2方为0.514，而患者满意与转移障碍的乘积的回归系数不显著（$b=-0.054$，$p=0.073$），说明转移障碍在患者满意对患者再就医意愿作用过程中不具有调节作用。

其次，将患者信任、转移障碍作为自变量，将患者再就医意愿作为因变量，选择逐步进入模式，进行回归分析，求得R_1方为0.514。后将患者信任、转移障碍、患者信任和转移障碍的乘积作为自变量、患者再就医意愿作为因变量，做回归分析，求得R_2方为0.682，而患者满意乘转移障碍的回归系数不显著（$b=-0.025$，$p=0.288$），说明转移障碍在患者信任对患者再就医意愿作用过程中不具有调节作用（见表6-36）。

通过以上分析，可以得出转移障碍在医患关系质量对患者再就医意愿的作用过程中不具有调节作用，假设H13未得到验证。

表6-35　　**转移障碍在患者满意对再就医影响中的调节作用检验**

模型		非标准化系数		标准系数	t	Sig.	共线性统计量	
		B	标准误差	试用版			容差	VIF
1	（常量）	5.467	0.038		141.995	0.000		
	患者满意	0.766	0.038	0.705	20.086	0.000	0.972	1.028
	转移障碍	0.043	0.031	0.053	1.392	0.165	0.835	1.197
	患者满意乘转移障碍	-0.054	0.030	-0.069	-1.800	0.073	0.814	1.228

注：因变量为再就医意愿均值。

表6-36　　**转移障碍在患者信任对再就医影响中的调节作用检验**

模型		非标准化系数		标准系数	t	Sig.	共线性统计量	
		B	标准误差	试用版			容差	VIF
1	（常量）	5.468	0.031		175.799	0.000		
	患者信任	0.854	0.029	0.822	29.214	0.000	0.987	1.013
	转移障碍	-0.006	0.025	-0.008	-0.259	0.796	0.822	1.217
	患者信任乘转移障碍	-0.025	0.023	-0.033	-1.064	0.288	0.815	1.227

注：因变量为再就医意愿均值。

6.5 本章小结

6.5.1 研究假设验证汇总

表6-37对门诊服务接触质量对医患关系质量与再就医意愿的影响机理模型的假设检验情况进行了汇总，发现本研究的绝大部分假设得到验证和支持，仅有少数研究假设未得到验证，表明本研究的模型构建和研究假设在设计上较为科学，收据的数据具有可靠性和多来源性，从而保证了研究结论的可靠性。

表6-37   假设验证情况总结

研究假设	假设内容	是否验证
H1	有形环境接触对医患关系质量具有正向驱动作用	部分验证
H1a	有形环境接触正向影响患者满意	是
H1b	有形环境接触正向影响患者信任	否
H2	医务人员接触对医患关系质量具有正向驱动作用	是
H2a	医务人员接触正向影响患者满意	是
H2b	医务人员接触正向影响患者信任	是
H3	服务系统接触对医患关系质量具有正向驱动作用	部分验证
H3a	服务系统接触正向影响患者满意	是
H3b	服务系统接触正向影响患者信任	否
H4	有形环境接触对患者再就医意愿具有正向驱动作用	否
H5	医务人员接触对患者再就医意愿具有正向驱动作用	否
H6	服务系统接触对患者再就医意愿具有正向驱动作用	否
H7	医患关系质量越高，患者的再就医意愿越强烈	是
H7a	患者的满意度越高，患者的再就医意愿越强烈	是
H7b	患者的信任度越高，患者的再就医意愿越强烈	是

表6-37(续)

研究假设	假设内容	是否验证
H8	医患关系质量在门诊服务接触质量对患者再就医意愿影响过程中发挥中介作用	是
H8a	患者满意在门诊服务接触质量对患者再就医意愿影响过程中发挥中介作用	是
H8b	患者信任在门诊服务接触质量对患者再就医意愿影响过程中发挥中介作用	是
H9	患者满意正向影响患者信任	是
H10	患者满意在门诊服务接触质量对患者信任影响过程中具有中介作用	是
H10a	患者满意在有形环境接触对患者信任影响过程中具有中介作用	是
H10b	患者满意在医务人员接触对患者信任影响过程中具有中介作用	是
H10c	患者满意在服务系统接触对患者信任影响过程中具有中介作用	是
H11	患者健康状态在门诊服务接触质量对医患关系质量作用过程中发挥调节作用	是
H11a	患者健康状态在门诊服务接触质量对患者满意作用过程中发挥调节作用	是
H11a1	患者健康状态在有形环境接触对患者满意作用过程中发挥调节作用	是
H11a2	患者健康状态在医务人员接触对患者满意作用过程中发挥调节作用	是
H11a3	患者健康状态在服务系统接触对患者满意作用过程中发挥调节作用	是
H11b	患者健康状态在门诊服务接触质量对患者信任作用过程中发挥调节作用	部分验证
H11b1	患者健康状态在有形环境接触对患者信任作用过程中发挥调节作用	否
H11b2	患者健康状态在医务人员接触对患者信任作用过程中发挥调节作用	是
H11b3	患者健康状态在服务系统接触对患者信任作用过程中发挥调节作用	否
H12	感知医疗费用在门诊服务接触质量对医患关系质量影响过程中具有调节作用	部分验证

表6-37(续)

研究假设	假设内容	是否验证
H12a	感知医疗费用在门诊服务接触质量对患者满意影响过程中具有调节作用	是
H12a1	感知医疗费用在有形环境接触对患者满意影响过程中具有调节作用	是
H12a2	感知医疗费用在医务人员接触对患者满意影响过程中具有调节作用	是
H12a3	感知医疗费用在服务系统接触对患者满意影响过程中具有调节作用	是
H12b	感知医疗费用在门诊服务接触质量对患者信任影响过程中具有调节作用	部分验证
H12b1	感知医疗费用在有形环境接触对患者信任影响过程中具有调节作用	否
H12b2	感知医疗费用在医务人员接触对患者信任影响过程中具有调节作用	是
H12b3	感知医疗费用在服务系统接触对患者信任影响过程中具有调节作用	否
H13	患者转移障碍在医患关系质量对患者再就医意愿影响过程中具有调节作用	否
H13a	患者转移障碍在患者满意对患者再就医意愿影响过程中具有调节作用	否
H13b	患者转移障碍在患者信任对患者再就医意愿影响过程中具有调节作用	否

6.5.2 讨论与分析

本研究中，由于 H1b 和 H3b 未得到验证，因此研究假设 H1 和 H3 仅得到了部分验证，即有形环境接触和服务系统接触仅对医患关系质量中的患者满意产生直接正向影响，而对医患关系质量中的患者信任并不会产生直接影响。但从假设 H7 获得支持的情况看，有形环境接触和服务系统接触会通过患者满意对患者信任产生间接影响，患者满意在其中扮演着完全中介作用的角色。由此可见，只有当有形环境和服务系统接触超过患者预期时，患者产生满意感后才会对医院产生信任感。

研究假设 H4、H5、H6 未得到验证，即医疗服务接触质量对患者再就医意愿不存在直接正向影响，但从 H8 得到验证的情况看，门诊服务接触质量会通过医患关系质量对患者再就医意愿产生间接影响，医患关系质量在门诊服务接触质量对患者再就医意愿影响过程中发挥完全中介作用。由此可见，只有当门诊服务接触质量超过患者预期，产生满意感和信任感，患者才具有较高的再就医意愿。

由于假设 H1b 和假设 H3b 未得到验证，因此无须对假设 H11b1、假设 H11b3、假设 H12b1 和假设 H12b3 进行假设检验。研究假设 H13 未得到验证，即转移障碍在医患关系质量对患者再就医意愿影响过程中不具有调节作用。产生该问题的原因是，由于医疗服务与患者的健康与生命安全息息相关，因而患者更加注重医患关系质量，会选择满意和信任的医院就医。

6.5.3 研究结论

本章基于 S-O-R 理论、线索理论，构建了门诊服务接触质量对医患关系质量及再就医意愿的作用机理模型，采用问卷调查法，运用结构方程分析、SPSS 分析工具对概念模型进行验证，研究结论如下：

（1）有形环境接触对医患关系质量中的患者满意因子具有显著正向驱动作用，而对医患关系质量中的患者信任因子无显著影响，但会通过患者满意对患者信任产生间接驱动作用；医务人员接触对医患关系质量具有显著正向驱动作用，且对患者信任因子的影响强度略高于患者满意因子；服务系统接触对医患关系质量中的满意因子具有显著正向影响，而对医患关系质量中的信任因子无显著影响。该研究结论与 Koichiro Otani 等（2009）和 Laith Alrubaiee 等（2011）学者的研究结论一致，即服务接触质量对医患关系质量具有驱动作用，弥补了 Koichiro Otani 等学者未对医患关系质量中的信任因子进行探究的局限性，拓展了 Laith Alrubaiee 等学者的观点在门诊服务接触领域的运用。

（2）模型路径系数显示，医务人员接触维度对医患关系的影响强度最大。该研究结论与 Koichiro Otani 等（2009）、Laith Alrubaiee 等（2011）和 Nandakumar Mekoth（2011）的结论一致，即人际互动的影响高于环境互动的影响；其次是服务系统接触，有形环境接触维度对医患关系质量的影响强度最低，但该研究结论与 Nandakumar Mekoth（2011）的研究存在差异，服务系统接触尤其是响应时间指标的作用未得到 Nandakumar Mekoth（2011）的证实。

（3）门诊服务接触质量各维度对患者再就医意愿不存在直接驱动作用，但会通过医患关系质量对其产生间接驱动作用，医患关系质量在其中发挥中介作用，弥补了 Nandakumar Mekoth 等学者未对作用路径进行验证的缺陷。

（4）患者健康状态和感知医疗费用在门诊服务接触各维度对医患关系质量影响中发挥调节作用：健康状态为严重的患者更加关注服务系统接触和医务人员的能力和素质，该研究结论与 Otani K 等（2012）的研究结论具有一致性；感知医疗费用越高的患者对医务人员的期望越高，而感知医疗费用低的患者更加关注有形环境和服务系统接触。

7　基于离散事件系统仿真技术的服务流程与资源配置优化研究——以超声科为例

由于大型医院的医疗技术水平和医疗条件较好，大多数患者倾向于选择到三级或二级医院就医（苏强，等，2006），因此，排队、拥堵、等待时间长、成为大医院的顽疾。Bloom 和 Fenderick（1987）的研究表明，患者排队等候时间过长会导致感知服务质量降低。Jinn-Yi Yeh（2006）的研究亦表明短的等待时间和便利的服务会提升患者就医体验，患者无法忍受长时间的等待。Bindman 等（1991）研究发现，患者很可能因为排队等候的人多，而在未得到服务之前离开，他们指出患者如果没有得到及时的治疗，很可能要忍受超过病情本身带来的痛苦的两倍痛苦。因此，提升服务系统效率，缓解拥堵成为优化医患关系质量的重要突破口。

Derlet（2001）和 Carter，Lapierre（1999）研究指出导致过度拥挤的原因包括员工（医生和护士）利用率较低、医院空间狭小、仪器设备匮乏等因素，但不合理利用医护人员是造成拥挤的主要原因。一些研究者把医护人员调度作为优化问题或者决策问题来处理，例如：Carter 等（1999）提炼了急诊科医师调度的主要特性，根据人员调度要求和约束条件，确定相应的数学规划模型；Jaumard 等（1998）提出了一个针对医护人员调度的广义线性模型，其工作配置以履行集体协议要求和满足员工需求为主要目标，使得薪资支出最小化、工作绩效最大化；Cheng 等（1997）运用冗余建模方法，设计了基于约束条件的护士轮班制度。Valouxis 和 Housos（2000）提出了一种关于医护人员轮班与休息时间分配的混杂系统方法；

189

Dowsland（1998）试图使用紧急搜索和策略交替运用技术来解决护士轮班问题。

亦有学者提出运用仿真技术来解决流程问题和资源配置问题。Lopez-valcare（1994）提出仿真技术是分析复杂问题的最有效的方法，能提升医疗服务质量。Gonzalez 和 Rios（1997）提出可运用全面质量管理手段和仿真工具提升医疗服务质量。Jinn-Yi Yeh 等（2007）运用遗传算法和仿真技术对急诊科的资源配置进行了优化。苏强等（2006）运用 MedMode 仿真软件对大型医院挂号流程进行了仿真分析，并提出了流程优化方案。目前，关于医院服务流程与资源配置优化的研究主要针对大型医院或三甲医院。由于二级医院服务对象以及其医疗资源的差异，已有研究结论对二级医院缺乏适用性。

第六章研究结果显示，门诊服务接触质量三个维度均对医患关系质量具有正向驱动作用。第五章研究结果显示，与有形环境接触、医务人员接触相比，服务系统接触的绩效均值最低，且属于一元质量，与患者满意呈线性关系。因此，以二级医院为研究对象，探究服务系统接触质量提升策略成为优化医患关系的重要路径。医技科室作为辅助诊断和技术支持部门，在医院科室中具有重要地位，与服务系统接触密切相关，其检查、检验流程是否顺畅、患者等候时间是否合理对患者满意具有重要影响。由于医疗资源的相对稀缺性和有限性，不可能无限制地扩大规模与增加资源，基于此，本研究聚焦于二级医院，以离散事件系统仿真技术和优化决策理论为基础，以医技典型科室超声科为研究对象，通过现场调查法、观察法，收集超声科就诊流程、资源配置、患者到达分布数据，建立超声科系统仿真模型，分析影响服务效率的瓶颈，结合穷举法，对病人检查时间调度和资源配置进行优化，为医技部门流程优化与资源配置提供依据。

本章研究路线如图7-1所示。

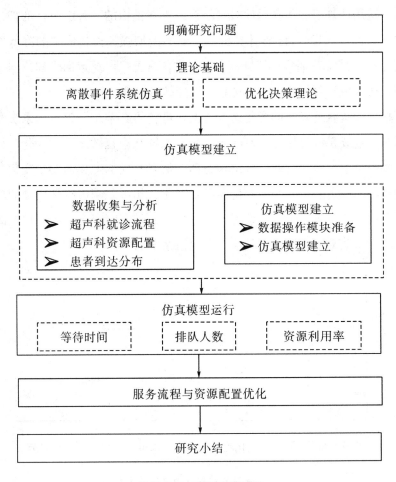

图7-1　本章研究路线图

7.1　理论基础

7.1.1　离散事件系统仿真的思想与步骤

7.1.1.1　离散事件系统仿真的思想

系统仿真是以系统理论、优化决策理论以及数理统计概率论作为理论基础，运用计算机、仿真软件对实际系统进行模拟的一种综合性的理论和方法（曾升，2010）。随着计算机运行能力的增强、设备成本的降低以及理论界对"系统"研究的不断深入，系统仿真思想广泛运用于理论与应用研究，成为模拟系统状态、改进系统性能的重要理论和方法。

　　根据系统状态随时间变化这一情况，可将仿真系统分为连续系统和离散系统。连续系统是指随着时间的变化，系统状态也随之发生变化，如水库蓄水模型中，每一时间的水位状态都会随着时间的变化而发生变化。而离散系统不一定随着时间的变化而发生变化，如医院超声科是典型的离散系统，就诊的患者数量作为系统的状态变量，其在时间点上的变化是离散的。图7-2直观地展现了连续系统和离散系统的特征。

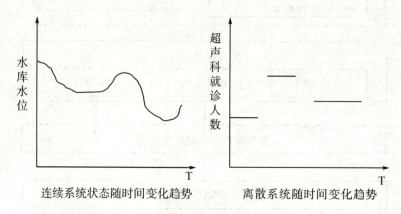

图7-2　连续系统与离散系统的直观图

7.1.1.2　离散事件系统仿真的步骤

　　离散事件系统仿真遵从五个步骤。第一步，进行问题分析。理清通过仿真需要解决的问题是什么，该问题是否适合用仿真来做，能否通过仿真解决该问题。第二步，明确研究目标。对于离散事件系统仿真，其目标主要是优化资源利用率，减少实体等待时间。对于本研究来讲，主要是降低超声科患者等待时间，优化超声科的资源利用率，降低医院的运营成本，提升患者满意水平。第三步，收集数据并建立数学模型。根据研究目标，收集一定研究周期内的实体数据、系统流程数据和资源数据，并对数据的分布形式进行分析处理，在此基础上建立数学模型。第四步，系统仿真模型建立，该步骤主要是将前面建立的数学模型移至仿真软件中。第五步，系统运行与结果分析。这个环节需要多次运行仿真模型，并根据需要修改参数，使仿真结果与现实系统尽可能一致。

7.1.2 系统仿真工具简介

仿真软件起源于 20 世纪 50 年代，通过 FORTRAN 或其他通用编程语言实现，尚未形成专业仿真程序。20 世纪 60 年代，第一个进程交互仿真编程语言——GPSS 出现，促使系统仿真思想获得快速发展，该软件广泛应用于航空航天、制造业、经济金融等多个领域，其经济效益和社会效益不可小觑。随后，具有动画仿真功能的编程语言出现，如 SIMAN/CINEMA，时至今日，不需要程序编码的可视化仿真系统已经出现（周泓，2010），使得仿真过程更加简便、效率更高。在现有的各种类型的可视化仿真软件中，最具代表性的是由美国 System Modeling 公司于 1993 年研发的 Arena 软件。该软件以 SIMAN/CINEMA 软件为基础发展而来，不但具有界面直观、简单易用、动画现实等优点，并且进行了功能扩充（陈旭，等，2000；赵璐，等，2006），包括流程操作模块和数据操作模块，前者用于描述系统的动态过程，可以视为实体流经的节点或模型起止的过程；后者定义了各种操作元素以及用户自定义变量等。目前，该软件已广泛运用于物流与供应链管理、制造业、医疗行业、一般服务业、军事领域的系统仿真，用于业务过程的规划、系统性能与计划结果的评价以及风险预测。另外，该软件亦享有很高的学术声誉，在2006 年美国冬季仿真会议论文中，该软件的使用率高达 48%。由于本研究运用 Arena 软件对超声科服务流程进行仿真，下面将对该软件进行具体介绍。

7.1.2.1 Arena 的流程操作模块

Arena 的流程操作模块包括创建模块、分配模块、分离模块、判断模块、操作模块、路径模块、站模块和释放模块。

（1）创建模块

创建模块是系统仿真的起点，负责创建仿真实体。仿真实体一般是按照一定的规律产生的，如，可按某种分布，也可按某个时间序列。该模块可以通过预先设置，确定每次产生的实体数量及实体类型。该模块创建的典型实体包括顾客、患者等。

（2）分配模块

分配模块主要用来为系统的实体属性、类型、图片、系统的变量、数组等设置新的值，一个分配模块可以完成多个属性或变量的设置。该模块的典型操作是设置超声科就诊患者的检查类型，累计系统中实体数量等。

（3）分离模块

分离模块是将进入该模块的实体复制为一个或多个实体，还可将批处理过的实体分离开来。复制出来的实体在类型等属性方面和原有实体完全相同。原有的实体通过 Original 端口流向仿真系统，复制的实体通过 Duplicate 窗口流向仿真系统。

（4）判断模块

判断模块用于做逻辑判断，包括基于概率的判断和基于条件的判断两类，既可以基于一项条件，也可以基于多项条件；既可以基于一项概率，也可以基于多项概率。可选择的条件包括变量的值、实体的类别、实体的属性，或者是一个表达式，如 priority = 1。

（5）操作模块

操作模块是系统仿真的核心处理模块。通过该模块，可以设置一个处理过程中所需的资源和时间。资源的属性包括不占用、占用、延时、释放等方式。当实体进入该模块时，如果资源是闲置的，则实体占用资源，服务一段时间后，实体将释放资源；如果资源处于占用状态，则实体将在该模块中形成队列等待服务。

（6）路径模块

路径模块通常与站模块结合使用，将实体运送至指定的站点。通过该模块可以设定路径时间和指定的下一站点，从而将实体运送至指定站点，也可以根据设定好的时序内容将实体送至下一站点。

（7）站模块

站模块通常是根据逻辑上的或实际系统的物理位置进行定义，实体沿着路径进入该模块，如护士取号处、B 超检查室均属于站点。路径模块和站点模块的综合使用，使得仿真模型更加符合实际情况，亦有利于建模划分子系统，使仿真模型更加直观、简洁。

（8）释放模块

释放模块用来清除系统中的实体，如患者离开超声科。在仿真系统中，只能通过该模块清除实体。

7.1.2.2　Arena 的数据操作模块

数据操作模块主要包括实体模块、资源模块、队列模块、变量模块和调度模块。实体模块主要用来定义仿真模型中实体的类型、初始图片、初始价值和初始成本等。资源模块用来定义系统中的资源，包括资源的数量、类型、是否可用。队列模块用来定义队列名称、排队规则等。排队规则包括先进先出、后进先出、根据某个属性值最高排队、根据某个属性值最低排队四种类型。在本章的仿真模型中，患者按照先进先出的规则排队。变量模块用来定义用户变量、初始化变量的维度和初始值。调度模块通常与资源模块配合使用，定义资源随时间变化的情况或与创建模块配合使用，定义实体的到达规律。

7.1.3　优化决策模型

仿真模型只是对现实系统的模拟，其运行结果在设定的仿真环境和参数下获得。由此可见，仿真模型不能解决问题，只能描述问题，因此需要在仿真过程中嵌入优化算法，寻找最优的输入参数以改进输出结果，从而达到预期目标。仿真优化是在目标优化函数和决策变量的约束条件下，从所有可能的输入变量中寻找使得输出结果最为满意的最优解的过程（马鑫，2010；鲁翔，等，2005）。

超声科的资源优化是一个典型的多目标优化问题，多目标规划模型的标准形式如图 7-3 所示。

$$\begin{cases} \min \\ \text{s. t.} \\ X \in D \end{cases}$$

图 7-3　多目标规划模型

其中 $f_1(X)$，$f_2(X)$，...，$f_p(X)$ 是模型的多个目标，且 $p \geq 2$；$g_j(X)$ 是

模型的约束条件，$X = (x_1, x_2, \ldots, x_n)^T$ 是模型的决策变量，D 为决策变量的定义域，对于资源优化而言，决策变量的定义域往往取正整数范围。

7.2 超声科就诊流程仿真模型

7.2.1 成都某医院超声科简介

成都某医院于 1952 年成立，是成都市首批国家"二级甲等"综合性公立医院，医院设有 18 个科室，现编制床位 600 张，实际开放床位 623 张，在当地医疗市场中发挥着重要作用。超声科是该医院的核心医技科室，在辅助诊断方面发挥着重要作用，目前拥有 12 位医务人员，其中 9 名医生，3 名打字员。该科室共有 6 台超声设备，其中，B 超机两台，彩超机四台。

由于就诊患者数量的增加、超声科等候区域空间的局限性以及资源管理的不合理，出现了患者就诊等候时间长，等候区域拥堵、超声科医务人员工作不均衡等问题。本研究运用 Arena 仿真软件，对超声科运行系统进行仿真，通过对资源占用率、患者排队等待时间和排队长度进行系统分析，识别该系统存在的瓶颈与关键问题。然后依据优化决策理论，通过穷举法调整系统中资源的数量、工作时间等参数，使得超声科的各类资源达到最佳配置，并且缩短患者排队等候时间，降低超声科等待区域患者密度。

7.2.2 数据搜集与分析

本章的理论基础部分详细介绍了系统仿真的步骤，其中第三步是数据收集与分析。超声科运行系统属于离散系统，进行离散事件系统仿真需要收集的数据包括：真实系统中的工作流程数据、系统中患者到达数据以及系统的资源配置状况。接下来将介绍目标医院超声科就诊流程、资源配置状况以及患者的到达数据。

7.2.2.1　超声科就诊流程

经过深入的实地调研，我们详细了解了成都某医院超声科就诊流程，如图7-4所示。患者到达超声科后，需要持缴费凭证和检查单到超声科窗口预约排号处领取排号签。排号处护士根据患者检查项目，确定B超室流向还是彩超室流向，并书写排号签，包括号码和检查室。患者拿到排号签在超声科等候区等候，待医生喊到号码后，进入检查室检查。检查完毕后，在超声科等候区等待取报告，然后离开。

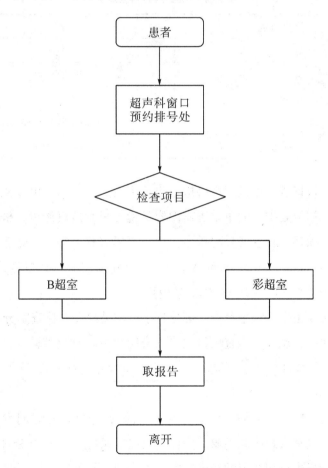

图7-4　超声科就诊患者就诊流程图

7.2.2.2 超声科资源配置

由于本研究采用离散事件仿真技术，除了调研患者在超声科的就诊流程，还需要了解超声科的资源配备情况以及患者在各个环节接受服务的时间。该研究通过现场观察法和访谈法，了解资源配置情况。调查结果显示：超声科的资源分为窗口排号处护士、检查室医生、发放报告护士、打字员、B超和彩超设备，表7-1详细列出了超声科的相关流程节点和资源状况。

表 7-1　　　　　　　　　　成都某医院仿真科相关资源

流程节点	资源
排号处	排号护士
检查处	检查医生
	打字员
	B超和彩超设备
发报告处	发报告护士

超声科窗口排号处是超声科检查患者到达的第一站，由专职护士负责相关工作。排号处护士的主要工作内容是检查患者的就诊单，根据患者所检查的具体项目，将患者分配排号。通过现场观察得知，此处会出现排队现象，运用 Arena 自带的 Input Analyzer 工具来对患者到达数据进行拟合，所得结果为 7.5 + GAMM（6.92, 2.19）。

检查工作主要由医生负责，部分打字员辅助配合。检查室分为 B 超室和彩超室两类，患者的检查项目主要以彩超为主。对超声科 4 月份每天的 B 超检查单的统计显示，平均每天进行 B 超检查的患者占 34.56%，进行彩超检查的患者占 65.44%。

发报告工作由一名护士负责，由于每隔 30 分钟左右时间发放一次报告，该处亦经常出现排队现象。我们运用现场观察法，以 30 分钟为一个时间段，记录报告打印结束的各个时间节点，计算各个时间节点与 30 分钟后时间点的差值，来模拟患者的等候时间。

通过现场调研，我们记录了患者在流程各个环节的停留时间以及患者流向数据，再使用 Arena 自带的 Input Analyzer 工具来拟合这些数据的分布。使用该软件分析检查室患者占用的时间以及发报告处患者等候时间的分布函数，这里以彩超诊断处为例，分析的结果如图 7-5 所示，B 超诊断处以及发报告处的患者等待时间分布函数在此不再详细介绍，结果如表 7-2 所示。

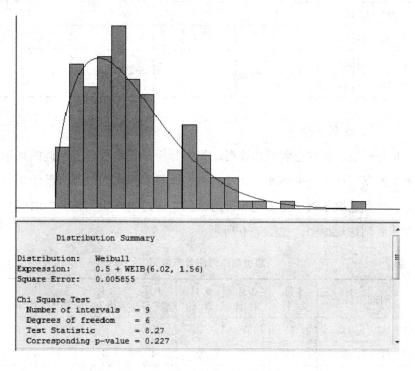

图 7-5 彩超室诊断时间拟合结果

表 7-2   B 超科室人员和资源设置情况

阶段	人员	占用时间/分钟
排号处	排号护士	7.5 + GAMM （6.92, 2.19）/秒
B 超室（上午）	诊断医生或打字员	2.3 + WEIB （4.36, 1.34）
B 超室（下午）	诊断医生或打字员	2.2 + WEIB （4.36, 1.34）
彩超室（上午）	诊断医生或打字员	−0.2 + LOGN （8.1, 5.78）
彩超室（下午）	诊断医生或打字员	−0.3 + LOGN （8.1, 5.78）
发报告处	发报告护士	3.1 * BETA （1.19, 1.13）

最后收集的是 B 超科室的医生、打字员和护士的排班表，相当于该科室在不同时刻的服务台的数量。B 超科室的排班情况如表 7-3 所示。

表 7-3　　　　　　　　　　B 超科室人员排班表

时间段	排号护士	检查医生	打字员	发报告护士
8:00—12:00	1	6	3	1
12:30—14:30	0	1	0	0
14:30—18:00	1	3	1	1
18:00—08:00	0	1	0	0

7.2.2.3　患者到达分布

根据医院提供的患者到达数据，我们分析了超声科患者一周的到达时间分布数据，如表 7-4 所示。由于周六、周日的患者人数显著低于周一至周五，因此选取了周一至周五 5 天的数据，通过求取平均值，按时间分布绘制患者到达规律图，如图 7-6 所示。

表 7-4　　　　　　　　　　患者到达时间分布数据

时间段	3月24日	3月25日	3月26日	3月27日	3月28日	3月29日	3月30日
0:00—1:00	2	0	2	0	0	2	1
1:00—2:00	1	0	0	1	0	2	1
2:00—3:00	0	1	1	1	0	0	1
3:00—4:00	0	2	0	2	0	1	0
4:00—5:00	0	0	0	0	1	1	0
5:00—6:00	0	0	0	1	0	1	0
6:00—7:00	0	1	1	0	0	0	0
7:00—8:00	0	4	4	2	2	8	1
8:00—9:00	32	62	61	58	68	58	23
9:00—10:00	35	54	57	59	44	36	33
10:00—11:00	23	40	39	34	24	23	15

表7-4(续)

时间段	3月24日	3月25日	3月26日	3月27日	3月28日	3月29日	3月30日
11：00—12：00	20	19	10	20	14	11	19
12：00—13：00	5	14	6	0	6	2	5
13：00—14：00	9	16	9	11	6	10	15
14：00—15：00	13	20	23	16	21	19	13
15：00—16：00	10	16	20	14	7	9	9
16：00—17：00	3	9	4	4	7	3	8
17：00—18：00	0	2	6	0	1	3	3
18：00—19：00	0	2	3	0	3	0	4
19：00—20：00	0	2	3	2	7	1	0
20：00—21：00	1	3	6	3	4	2	4
21：00—22：00	1	2	1	7	1	1	3
22：00—23：00	1	3	4	0	1	0	4
23：00—24：00	1	1	1	3	0	1	3

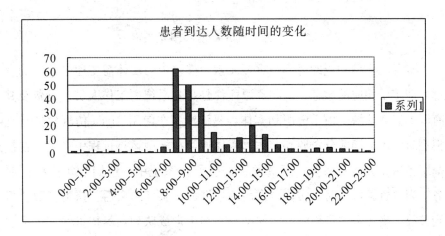

图7-6 患者到达时间规律分布

由表7-4和图7-6可见，绝大多数患者在白天到达，且在上午8点到11点之间以及下午2点到3点之间出现到达高峰。

201

7.2.3 建立超声科系统仿真模型

前面介绍了医院超声科就诊流程、科室工作人员和相关资源配备数据、就诊患者到达规律，通过这些数据即可以利用仿真软件建立超声科就诊流程仿真模型，接下来将介绍建立仿真模型的过程。

7.2.3.1 数据操作模块准备

运用 Arena 仿真软件建模，首先需要设定模型的队列、资源等元素，这是模型仿真的基础。仿真模型中的实体是真实系统的参与者，对于本研究的仿真模型而言，实体就是超声科就诊的患者。当仿真系统开始运行时，系统会按预先设定的规律产生患者，然后患者会经历仿真系统的各个流程节点，最后离开系统。在 Arena 仿真软件中，首先需要在 entity（实体模块）中添加一项内容，并对实体属性进行设置，包括实体的名称、图片等属性，如图 7-7 所示。

Entity - Basic Process				
	Entity Type	Initial Picture	Holding Cost / Hour	Initial VA Cost
1	huanzhe	Picture.Report	0.0	0.0

图 7-7 超声科仿真模型实体的设定

资源是模型构成的另一个重要元素。模型中的实体需要通过特定的资源才能接受相应的服务，这些资源往往是真实系统的工作人员、设备及其有限的服务区域。由于资源和实体容易混淆，在使用 Arena 仿真软件建立模型时，需准确区分资源和实体。实体通常在模型运行过程中产生，在接受服务后，会离开系统，而资源则一直留在系统中，他们为实体提供服务。当有资源可用时，实体会占用该项资源，服务结束后，该类资源会得到释放；当无资源可用时，实体会在系统中形成队列，等待资源。目标医院超声科的资源包括排号护士、医生、打字员、发报告护士 4 类。经过现场调查和访谈，采集了 11 项资源，并在 Arena 仿真软件的资源模块中添加以上 4 类 11 项资源，如图 7-8 所示。

Resource - Basic Process				
	Name	**Type**	**Schedule Name**	**Schedule Rule**
1	baogaohushi ▼	Based on Schedule	Schedule baogaohushi	Wait
2	paihaohushi	Based on Schedule	Schedule paihaohushi	Wait
3	yishengC	Based on Schedule	Schedule yishengC	Wait
4	yishengB	Based on Schedule	Schedule yishengB	Wait

图 7-8　超声科资源设置

　　与资源相关的模块是 Schedule 模块（调度模块），用于调配各项资源在不同时段的分配。在仿真软件中，当资源添加完成后，需要设置各项资源的工作时间表，我们将以超声科检查室医生为例，展示资源的调度状况，如图 7-9 所示。该图展示了超声检查室 24 小时每个时间段医生数量的设置。资源及 Schedule 模块是仿真优化的主要内容，通过调整仿真模型中的资源数量和资源排班表来提高资源使用效率，从而使得资源得到合理分配。

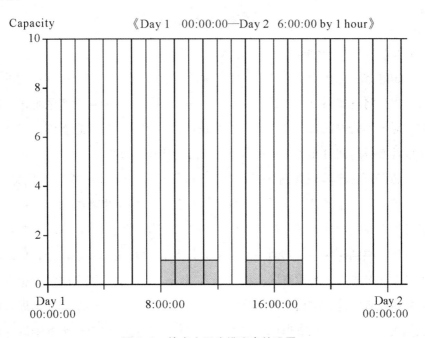

图 7-9　检查室医生排班表的设置

　　仿真模型中另外一个重要组成元素是队列，在仿真系统中，当某个环节的资源被完全占用、未有可用资源时，到达的实体就会在该环节形成队列。Arena 仿真软件的队列设计模块非常直观，研究人员可以直接观察队列长度，并且可以为队列命名。在本研究的仿真模型中，共添加了八项队列，并设置了队列的排队规则，如图 7-10 所示。在目标医院超声科中，一般是依据先来先服务的原则进行排队，在软件中设置了实体"先进先出"的属性，患者将按照该属性排队等待就诊。该模型设置的队列在模型运行结束后会自动生成结果报告，包括患者的等待时间、平均等待长度、某一时间段内队列中实体等待数量等，这些数据一方面反映了仿真系统运行状况，另一方面也是进行系统优化的重要指标。

Queue - Basic Process				
	Name	Type	Shared	Report Statistics
1	Process hushifenlei.Queue	First In First Out	☐	☑
2	Process qubaogao.Queue	First In First Out	☐	☑
3	Process C.Queue	First In First Out	☐	☑
4	Process B.Queue	First In First Out	☐	☑

图 7-10 队列的设置

7.2.3.2 超声科就诊流程系统仿真模型建立

做好数据操作模块准备后，接下来将是建模过程。构建仿真模型的关键步骤是将现实系统植入仿真软件中，决定了能否全面对现实系统进行优化。对于本研究而言，就是将患者在超声科就诊的流程、患者到达时间分布以及服务时间分布等数据移入 Arena 仿真软件的过程。

超声科就诊模型如图 7-11 所示，首先按照一定分布规律产生患者，患者进入护士排号处，接受护士服务一段时间，确定患者类别。然后进入患者类别赋值模块，赋值模块为患者检查项目的类别赋值，再进入类别判断模块，类别模块用于判断该患者是进行 B 超检查还是彩超检查，如果做 B 超检查则进入 B 超检查区，接着进入赋值模块，该赋值模块是对患者进入具体检查室进行赋值；如果是做彩超检查则进入彩超诊断区，再进入赋值模块；然后进入检查模块，患者在这里等候并进行检查；接下来进入取报告模块，患者在这里领取诊断报告；最后进入离开模块，患者离开系统。

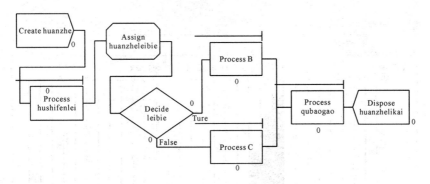

图 7-11 超声科就诊流程模型设计

在该模型中，首先需要在患者到达模块中选择实体，然后通过
Schedule 模块设置患者到达分布。现场调查结果显示：患者到达的数据随
时间变动较大，患者主要集中于上午 8 点到 12 点，下午 2 点至 6 点患者较
少，而从晚上 6 点到次日早上 8 点，患者非常少。经过多次试验，患者到
达的数据使用 Schedule 模块来模拟比较符合实际情况。Create patient 模块
中选择类型为 Schedule，并选择 Schedule Name，具体设计如图 7-12 所示。
患者到达分布的 Schedule 设置如图 7-13 所示。

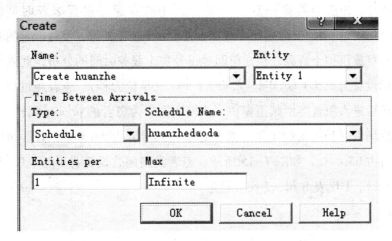

图 7-12 Create 模块的详细设计

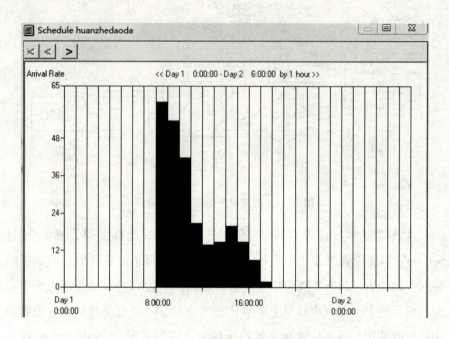

图 7-13　患者到达分布的 Schedule 设置

　　经过 Create huanzhe 产生的患者实体进入了护士排号模块（Process hu-shifenlei），该模块需要添加一个排号护士的资源并设置服务时间，如图 7-14所示。在护士排号处，患者会占用一个护士资源，经过设定的服务时间后释放该护士资源，根据前面对排号护士服务时间的分析，此处的服务时间设置为 7.5 + GAMM（6.92，2.19）（单位为秒）。患者经过护士排号模块后进入患者类别赋值模块，该模块主要为患者的 priority 属性赋值，根据现场观察和访谈的结果，做 B 超检查的患者占 34.56%，做彩超检查的患者占 65.44%，如图 7-15 所示，患者类别函数设置为 Disc（0.3456，1，1，2），1 代表 B 超，2 代表彩超。

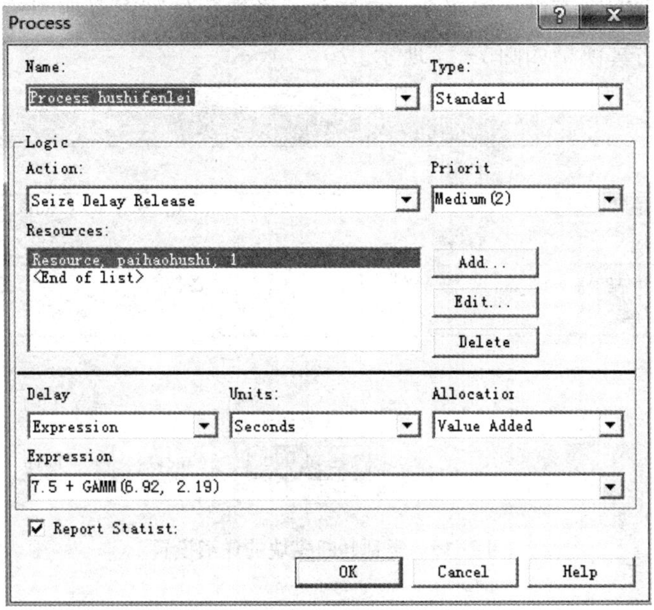

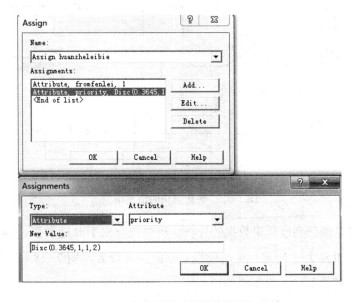

图 7-14　护士排号模块的详细设计

图 7-15　患者属性赋值模块的详细设计

患者经过类别赋值模块后进入判断模块，该模块根据患者检查项目的类型（priority）判断患者去向，做 B 超检查的患者进入 B 超室等待检查，做彩超检查的患者进入彩超室等待检查，该模块详细设置如图7-16所示。该部分的仿真模型如图7-17所示。

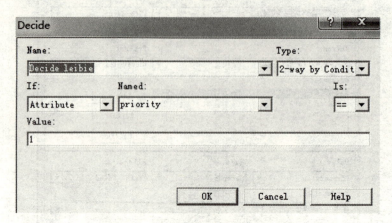

图7-16　类别判断模块的详细设置

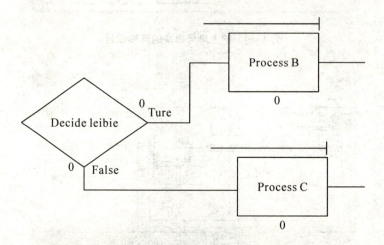

图7-17　检查模块的仿真模型

经过对调研观察所得数据的分析，我们拟合出了B超和彩超的服务时间函数，如表7-2所示。B超流程上午的具体设置如图7-18所示，由于彩超与B超类似，这里不再赘述。

患者经过B超和彩超诊断室检查后，进入取报告模块，该模块患者占用一个护士资源，通过对调研数据进行分析，将护士的服务时间分布函数设置为4*BETA（1.19，1.13）。该模块的详细设计如图7-19所示。

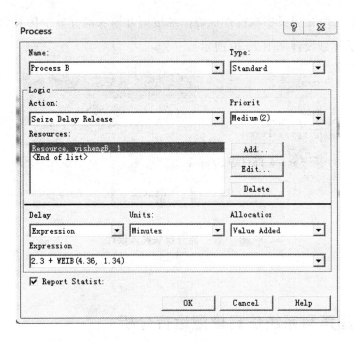

图 7-18　B 超流程模块的详细设置

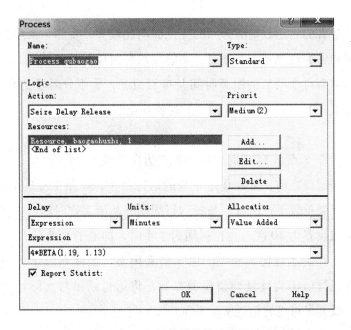

图 7-19　取报告模块的具体设计

最后环节是患者领取检查报告，经过离开模块离开整个仿真模型，离开模块的详细设计如图 7-20 所示。

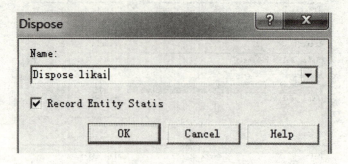

图 7-20   离开模块具体设计

7.3   超声科系统仿真模型运行分析

由于患者的到达数量随时间的变化波动比较大，观测一天中患者等待时间的平均值和资源利用率数据，不能反映各时段的具体情况。因此，本研究根据超声科个环节的服务时间及排班情况，采用分时段仿真的方法，重点研究上午 8 点至 12 点，下午 2 点至 6 点的排队等候情况及资源利用情况。

（1）上午 8 点至 12 点时间段的系统仿真模型运行分析

在模型运行之前，需要设定系统的运行参数，如图 7-21 所示。运行参数包括模型重复运行次数、系统运行周期、系统工作时间。本研究将模型运行次数设置为 10 次，运行时间为 4 小时，即上午 8 点至 12 点。参数设置好后，开始运行仿真模型。由于仿真模型与实际系统不可能完全一致，因此运行后需要反复调整模型参数，将运行结果与实际情况进行比对，使得模型尽可能地接近实际系统。

经过多次运行和参数修改后，我们最终得到了与实际系统相符的仿真模型。模型运行结束后，进入系统的人数为 196 人，12 点钟以前离开系统

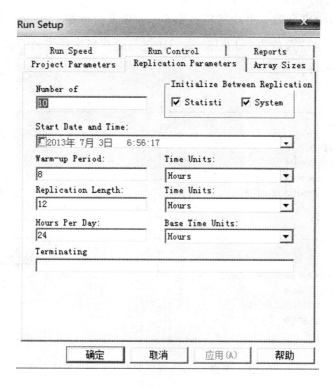

图 7-21 运行参数设置

的人数为 147 人，如图 7-22。滞留在系统中的患者可能是在继续等候诊断，也可能在等候领取报告，亦可能自行离开系统。

Other

	Number In	Number Out
Entity 1	196	147
Total	196	147

图 7-22 系统进出人数

仿真运行结果中的平均等待时间和平均队列长度指标如图 7-23 所示，B 超检查平均等待时间为 0.33 小时，等待人数约为 7 人；彩超检查平均等待时间为 0.68 小时，平均等待人数约为 20 人；取报告平均等待时间为 0.5 小时，等待人数约为 12 人。我们通过与超声科主任沟通，仿真结果与实际情况相符。

Time

	Waiting Time
Process B.Queue	0.33
Process C.Queue	0.68
Process hushifenlei.Queue	0.00
Process qubaogao.Queue	0.29

Other

	Number Waiting
Process B.Queue	6.52
Process C.Queue	20.15
Process hushifenlei.Queue	0.09
Process qubaogao.Queue	12.49

图 7-23　上午 8 点至 12 点各环节等待时间与等待人数

图 7-24 显示了上午 8 点至 12 点时段的资源利用情况。仿真结果显示，负责 B 超和彩超检查的医生以及发放报告的护士的资源利用率均超过 95%。虽然负责排号的护士的资源利用率为 31%，但该护士除了负责排号之外，还需要将患者信息录入信息系统，同时负责咨询工作。经过与超声科负责人沟通，仿真结果与实际情况相符。

Usage

	Inst Util	Num Busy	Num Sched	Num Seized	Sched Util
baogaohushi	.95	.95	1.00	148.00	.95
paihaohushi	.31	.31	1.00	196.00	.31
yishengB	.96	1.93	2.00	70.00	.96
yishengC	.99	3.96	4.00	107.00	.99

图 7-24　上午 8 点至 12 点的资源利用情况

（2）下午 2 点至 6 点时间段的系统仿真模型运行分析

下午仿真时段的仿真模型参数设置与上午类似，因此不再赘述。图 7-25显示了进出仿真系统的患者数量，进入仿真系统的患者为 37 人，离开仿真系统的人数为 87 人。进入人数大于离开人数的原因是上午有部分患者未离开系统。

Other

	Number In	Number Out
Entity 1	37	87
Total	37	87

图 7-25　进出仿真系统的患者数量

患者平均等待时间与排队情况如图 7-26 所示。做 B 超检查的患者平均等待时间为 0.78 小时，平均等待人数为 5 人，做彩超检查的患者的平均等待时间为 0.4 小时，平均等待人数为 3 人，取报告处等候时间为 0.83 小时，平均等待人数为 5 人。取报告处的等待时间长的原因是上午有部分患者没有拿到报告，所以影响了下午的报告发放速度。通过与超声科负责人沟通，下午时段的仿真结果与实际情况基本相符。

Time

	Waiting Time
Process B.Queue	0.78
Process C.Queue	0.40
Process hushifenlei.Queue	0.40
Process qubaogao.Queue	0.83

Other

	Number Waiting
Process B.Queue	5.06
Process C.Queue	3.87
Process hushifenlei.Queue	0.62
Process qubaogao.Queue	4.50

图 7-26　下午 2 点至 6 点患者等待时间与排队情况

　　图 7-27 显示了下午 2 点至 6 点时段的资源利用情况。仿真结果显示，负责 B 超和彩超检查的医生以及发放报告的护士的资源利用率介于 50%～70%。虽然负责排号的护士的资源利用率为 10%，但该护士除了负责排号之外，还需要将患者信息录入信息系统，并且负责咨询工作。经过与超声科负责人沟通，下午 2 点至 6 点时段的仿真结果与实际情况相符。

Usage

	Inst Util	Num Busy	Num Sched	Num Seized	Sched Util
baogaohushi	.53	.53	.99	87.00	.53
paihaohushi	.10	.10	1.00	65.00	.10
yishengB	.67	.67	.97	26.00	.70
yishengC	.61	1.22	2.00	39.00	.61

图 7-27　下午 2 点至 6 点的资源利用情况

7.4　超声科服务流程与资源配置优化

　　从超声科系统仿真模型运行结果看，彩超检查、B 超检查和取报告的等待时间均接近或超过半个小时，根据国家卫生健康委员会的要求，影像常规检查项目从开始检查到取到报告的时间不超过半小时[1]，由此可见，该医院的拥堵情况较为严重，具体情况如表 7-5。

表 7-5　　　　　　　　　等待时间整理（单位为小时）

就诊环节	上午	下午
B 超	0.33	0.78
彩超	0.68	0.40
取报告	0.29	0.83

---

　　① 吴鹏. 卫生部要求医院挂号等候时间不超 10 分钟 [EB/OL]. (2013-11-30) [2018-07-20]. http：//news. xinhuanet. com/politics/2011-08/01/c_ 121750754_ 3. htm.

为了解决这一问题，我们针对上、下午资源的利用情况分别设计了不同的优化方案。

（1）上午就诊时段服务流程与资源配置优化

由于上午的资源已处于满负荷的状态，没有多余的资源可供增加，因此仅从优化资源配置的角度去改善拥堵问题不具有可行性。超声科就诊的病人除了门诊患者，还包括住院患者，但住院患者对检查时间的要求没有门诊患者高。基于此，将上午的住院病人调整至下午检查，从而减少上午的病人流量，另外下午的资源并没有处于满负荷状态，可以通过增加资源配置来缓解下午拥堵状况。现场调研显示，上午进行超声检查的住院患者的数量约占一天中总患者人数的 18.4%。将这部分病人安排在下午进行检查，这样上午的病人流量将会减少。在新的患者到达分布规律的情况下，保持其他参数不变运行模型，运行结果如图 7-28 和图 7-29 所示。由图 7-28可知，上午 8 点至 12 点就诊时段，B 超和彩超患者的平均等待时间降低至 0.06 和 0.02 小时，取报告的平均等待时间降低至 0.09 小时。由图 7-29可知，B 超检查和彩超检查处的资源利用率分别为降低至 59% 和 71%，发放报告处的资源利用率降低至 80%。

Queue Detail Summary

Time

	Waiting Time
Process B.Queue	0.06
Process C.Queue	0.02
Process hushifenlei.Queue	0.00
Process qubaogao.Queue	0.09

图 7-28　优化后的等待时间

（2）下午就诊时段服务流程与资源配置优化

下午的时间段是从 2 点到 6 点，在新模型中患者量会比以前多，除了原有的患者外还会有来自上午的住院部的 18.4% 患者。在新的患者到达分布规律的情况下，需要对资源配置进行重新设置，以达到优化的目标。在原模型中，资源配置方案为 B 超室医生 1 名，彩超室医生 2 名，由于两个资源都有上限，为了求得资源配置最优解，本研究采取穷举法解决该问

Usage

	Inst Util	Num Busy	Num Sched	Num Seized	Sched Util
baogaohushi	.80	.80	1.00	130.00	.80
paihaohushi	.29	.29	1.00	180.00	.29
yishengB	.59	1.17	2.00	49.00	.59
yishengC	.71	2.86	4.00	87.00	.71

图 7-29　优化后的资源利用率

题，即在全部解集内逐一测试，直到找出符合问题要求的解。已有研究表明，穷举法具有简单、快速、准确等特点，并验证了该方法的有效性（石玉英，2003）。我们运用穷举法，列出了可以组合的五种新的资源配置方案，如表 7-6 所示。

表 7-6　　　　　　　　　资源配置组合方案

资源种类	原方案	新方案一	新方案二	新方案三	新方案四	方案五
B 超医生	1	1	1	2	2	2
彩超医生	2	3	4	2	3	4
发报告护士	1	1	1	1	1	1

　　根据各种新方案的资源配置设定优化模型参数，并分别运行五种新方案下的模型，运行结果如表 7-7 所示，展示了各方案的 B 超和彩超检查等待时间（单位为小时），资源利用率的运行结果如表 7-8 所示。

表 7-7　　　　　　　　　新方案下的平均等待时间

	原方案	新方案一	新方案二	新方案三	新方案四	新方案五
B 超	0.87	0.22	1.01	0.13	0.10	0.12
彩超	0.35	0.32	0.07	0.79	0.21	0.02
取报告	0.07	0.07	0.07	0.08	0.09	0.10

　　从表 7-7 可以看出，虽然方案五能将 B 超和彩超处的平均等待时间都降到最低，但由于方案五是资源的满负荷运作状态，如果考虑系统的资源成本，方案四则更加合适。与方案五相比，方案四中 B 超检查的平均等待时间相近，均为 6 到 7 分钟左右，而彩超处的平均等待时间为 12 分钟左

右，患者是可以接受的。另外，将方案四和方案五的资源利用率进行比较：方案五中彩超医生的资源利用率仅有 27%，低于方案四中的 57% 的资源利用率，会出现浪费医生资源的现象。基于以上分析，选择方案四作为下午 2 点至 6 点检查时段的资源配置方案，即在原来下午资源配置的基础上，增加 1 名 B 超医生和 1 名彩超医生。

表 7-8　　　　　　方案四和方案五的对比分析

资源类别	方案四	方案五
B 超医生	0.46	0.50
彩超医生	0.57	0.27
发报告护士	0.59	0.52

最终，将优化后 B 超和彩超处的平均等待时间汇总在表 7-9 中，各个环节和时段的平均等待时间均明显缩短。

表 7-9　　　　　　优化前后平均等待时间对比

就诊环节	优化前		优化后	
	上午	下午	上午	下午
B 超	0.33	0.78	0.06	0.10
彩超	0.69	0.68	0.02	0.21
取报告	0.29	0.83	0.09	0.09

7.5　本章小结

本章以成都某医院超声科为研究对象，基于离散事件系统仿真思想和优化决策理论，通过现场调查法、访谈法收集数据，建立了超声科患者就诊仿真模型，运用 Arena 软件对模型进行分时段仿真，通过不断地调整参数，使得仿真模型与现实系统趋于一致，并通过观测各环节的平均等待时间和排队人数，识别影响服务效率的瓶颈。通过将住院部进行超声检查的患者统一安排至下午，增加下午 2 点至 6 点之间 B 超检查和彩超检查的资源配置，提升了服务系统响应效率。我们通过穷举法将备选的新方案分别进行仿真，进行效果比对得出：下午时段增加 B 超检查和彩超检查医生各一名，即可降低 B 超检查和彩超检查处的患者平均等候时间。本章仿真运行与优化思路，为二级医院进行医技科室的服务流程与资源配置优化提供了依据。

8 研究结论与展望

8.1 研究结论

本研究基于服务接触理论，以 S-O-R 理论和线索利用理论为分析框架，系统解析门诊服务接触质量对医患关系质量的驱动机理。首先，以认知偏差理论、选择性知觉理论、服务差距理论和顾客期望理论为基础，整合医患双重视角，探究医患关系质量影响因素，确认门诊服务接触质量是影响医患关系质量的重要因素，以及医患双方对过程质量（即服务接触质量）和结果质量的认知差异。其次，以服务接触理论为基础，根据中国医疗服务特征，构建包含有形环境接触、医务人员接触和服务系统接触三个维度的门诊服务接触质量测量量表。再次，以 Kano 模型为理论基础，基于上述量表，运用调节回归方法，识别出门诊服务接触质量要素中对医患关系质量中患者满意维度贡献最大的魅力质量要素、与患者满意呈线性关系的一元质量要素以及不可或缺的必备质量要素，为提升医患关系质量、优化资源配置提供依据。然后，以 S-O-R 理论和线索理论为基础，探究服务接触质量各维度对医患关系质量及再就医意愿的作用路径和驱动机理，分析患者健康状态、感知医疗费用及转移障碍在其中发挥的调节作用。最后，引入离散事件系统仿真和优化决策理论，运用 Arena 软件和穷举法，从服务流程与资源配置优化的视角提升医患关系质量，并提出具体的优化策略。

本研究的主要结论如下：

（1）医患双方对医患关系质量驱动因素认知存在差异，服务接触质量是影响医患关系的关键要素

研究结果显示，虽然医患双方在过程质量、结果和医疗费用的影响强度认知方面存在差异，即患者对过程质量的重视程度高于医院方面，并且医院对结果质量和医疗费用的重视程度高于患者方面，但是，从研究分析结果看，无论从患者视角看，还是医院视角看，过程质量都是影响医患关系质量的关键要素，这表明服务接触质量作为过程质量，对医患关系质量具有重要影响。

（2）开发了包含有形环境接触、医务人员接触和服务系统接触三个维度的本土化的门诊服务接触质量测量量表

基于服务接触理论，我们运用文献研究法、关键事件法、专家法，根据中国医疗服务特征，开发了包含有形服务接触、医务人员接触、服务系统接触三个维度16个题项的本土化的门诊服务接触质量测量量表，通过统计检验，表明该量表具有良好的信度和效度，为识别门诊服务接触质量中的魅力质量要素、一元质量要素和必备质量要素，验证门诊服务接触质量对医患关系质量的驱动机理奠定了基础。

（3）识别了门诊服务接触质量中的魅力质量要素、一元质量要素和必备质量要素

本研究基于Kano模型理论，运用调节回归方法，识别出有形环境接触中的"医院干净、整洁"指标、医务人员接触中的"医务人员专业知识丰富"指标以及服务系统接触质量因子中"我提出的问题或投诉能得到及时回应、积极解决"指标属于魅力质量要素，即该类要素充分时，促使患者满意，当其充分时患者既不会不满意也不会满意；人员接触质量因子中的"医务人员在检查、诊疗时操作熟练"指标属于必备质量要素，即该类要素充分时不会引起患者满意，但当其不充分时，却引起患者不满；有形环境接触质量中的"医疗设备先进""指示标识清晰""就诊环境舒适"，医务人员接触质量中的"医务人员尊重我、为我考虑""医务人员清晰解

释病情""医生在诊疗过程中认真、仔细""病历书写清晰、规范""医生推荐合理的治疗方案""医务人员详细说明用药方法与注意事项",以及服务系统接触质量中的"挂号、就诊、缴费、取药等方便快捷""能及时过的各项化验、检验结果""询问医务人员时能得到及时、详细解答"为一元服务接触质量要素。

(4)门诊服务接触质量三个维度对医患关系质量均具有显著正向影响,而对患者再就医意愿具有间接影响

基于S-O-R理论、线索理论,我们构建了门诊服务接触质量对医患关系质量及患者再就医意愿的作用机理模型,采用问卷调查法,运用结构方程分析对概念模型进行检验。研究结果表明:

①有形环境接触对医患关系质量中的患者满意因子具有显著正向影响,而对医患关系质量中的患者信任因子无直接影响,但会通过患者满意对患者信任产生间接影响;医务人员接触对医患关系质量具有显著正向影响,且对患者信任因子的影响强度略高于患者满意因子;服务系统接触对医患关系质量中的满意因子具有显著直接正向影响,而对医患关系质量中的信任因子无直接影响,但会通过患者满意对其产生作用。

②模型路径系数显示,医务人员接触维度对医患关系质量的影响强度最大,其次是服务系统接触,有形环境接触维度对医患关系质量的影响强度最低。

③门诊服务接触质量各维度对患者再就医意愿不存在直接影响,但会通过医患关系质量对其产生间接影响,医患关系质量在其中发挥中介作用。

④患者健康状态和感知医疗费用在门诊服务接触各维度对医患关系质量影响中发挥调节作用:健康状态为严重的患者更加关注服务效率和医务人员的能力和素质;感知医疗费用越高的患者对医务人员的期望越高,而感知医疗费用低的患者更加关注有形环境和服务系统接触。

⑤转移障碍在医患关系质量对患者再就医意愿影响过程中未发挥调节作用,假设未得到验证,其原因可能是医疗服务关乎身体健康与生命安全,患者在选择就诊医院时,已经选择了医患关系质量高的医院就诊。

（5）调整住院患者检查时间、调度系统资源配置是优化医患关系质量的重要路径

本研究以超声科为研究对象，基于离散事件系统仿真思想和优化决策理论，通过现场调查法、访谈法收集数据，建立了超声科患者就诊仿真模型，运用 Arena 软件对模型进行分时段仿真，并通过观测各环节的平均等待时间和排队人数，识别影响服务流程运行效率的瓶颈。通过将住院部进行超声检查的患者统一安排至下午，并增加下午 2 点至 6 点时段 B 超检查和彩超检查的资源配置，提升服务系统接触质量。运用穷举法将备选的新方案分别进行仿真，进行效果比对得出：下午时段增加 B 超检查和彩超检查医生各一名，即可降低 B 超检查和彩超检查处的患者平均等候时间，从而提升服务系统接触质量。

8.2 研究启示

8.2.1 理论贡献

第一，整合了医患双重视角分析医患关系质量驱动因素，弥补了从单一视角分析的局限性。已有研究主要从患者单维视角分析医患关系质量驱动因素，仅有少数研究关注了医患双视角，尚不能有效揭示医患双方在该问题认知上的差异。本研究以认知偏差理论、选择性知觉理论、服务差距理论及顾客期望理论为依据，整合医患双重视角系统，分析了医患关系质量驱动因素，识别出医患双方各自最为关注的因素均为服务质量要素，但其对过程质量，即服务接触质量的重视程度存在差异。该研究结论为进一步探究门诊服务接触质量对医患关系质量作用机理提供依据。

第二，构建了门诊服务接触质量本土化测量量表，丰富了该领域研究成果。已有研究主要从服务属性视角对服务质量进行研究，而从服务接触视角对服务接触质量测量量表的开发研究较少，虽然印度学者对此进行了

研究，但由于印度医疗市场和中国医疗市场的差异性，尚不能直接引用。本研究以服务接触理论为理论基础，运用文献研究法、关键事件法、专家法，遵循量表开发的程序，设计出适合中国门诊服务特征的门诊服务接触质量测量量表，丰富了该领域的研究成果。

第三，识别了门诊服务接触质量中的魅力质量要素，开辟了从服务质量管理视角进行医患关系质量优化的新路径。本研究以 Kano 模型为理论基础，运用调节回归方法，识别出门诊服务接触质量中的魅力质量要素、一元质量要素和必备质量要素，弥补了已有研究仅从线性关系视角出发通过分析服务质量要素与患者满意之间的线性回归系数，以确定各质量要素重要程度的局限性，开辟了医患关系质量提升路径的新视角。

第四，构建了门诊服务接触质量对医患关系质量驱动机理模型，检验了 S-O-R 理论在医疗服务领域的适用性。已有研究主要集中于探究服务质量对医患关系质量患者满意或患者信任维度的影响，而未将两者整合起来进行系统研究。另外，除了关注人口统计变量在其中发挥的调节作用，未对其他变量进行深入分析。本研究在前人研究成果的基础上，引入 S-O-R 理论和线索利用理论，构建门诊服务接触质量对医患关系质量驱动机理模型，验证了门诊服务接触质量各维度对医患关系质量的显著正向影响，剖析了患者健康状态及感知医疗费用在其中扮演的调节角色，揭示了医患关系质量在门诊服务接触质量各维度对患者再就医意愿影响过程中发挥完全中介作用。这一研究是对已有研究的深化，同时拓展了该领域的研究框架。

第五，引入优化决策理论，拓展了医患关系质量优化研究视角。本研究引入离散事件系统仿真技术，以服务流程优化为研究视角，以超声科为研究对象，运用 Arena 软件，对超声科现实系统进行仿真，探寻服务流程中的瓶颈，通过重新调度门诊患者和住院患者的检查时间，优化下午时间的资源配置，缩短患者平均等待时间和排队长度，以提升服务运营效率，从而优化医患关系质量。本研究突破了以往研究从定性视角提升医患关系质量的局限性，将仿真技术与质量管理进行了有机融合。

8.2.2 管理启示

8.2.2.1 再造服务流程，提升服务质量

（1）借力管理技术，再造门诊服务流程

门诊服务流程是否顺畅是"看病难"的关键影响因素，现有门诊服务流程烦冗增加了患者的就医时间成本和精力成本。因此，借助先进管理技术，再造服务流程成为各大医院的重要课题。医院可采取的管理技术包括信息技术、仿真技术和精益管理方法。信息技术的采用是再造服务流程、建立智慧医院的基础，一些公立医院虽然采用了信息技术，但各个流程节点之间尚未疏通，导致信息孤岛的出现。流程节点的打通，可使医生通过电脑设备及时收到患者的检查检验结果，从而节约患者等待时间。目前，一些三甲医院，已经实现了信息的及时传输。

信息技术的采用亦为医院进行流程仿真，识别拥堵提供了数据基础。仿真工具中具有代表性的是 Arena 软件。流程仿真的步骤如下：第一步，进行问题分析；第二步，明确研究目标，其目标主要是优化资源利用率，减少实体等待时间；第三步，根据研究目标，收集一定研究周期内的实体数据、系统流程数据和资源数据，并对数据的分布形式进行分析处理，在此基础上建立数学模型。第四步，系统仿真模型建立，主要是将前面建立的数学模型移至仿真软件中。第五步，系统运行与结果分析。第六步，发现拥堵环节和资源耗费环节。第七步，提出解决方案。

精益管理（Lean Management）源于日本丰田汽车的丰田生产体系（Toyota Production System），其可以通过提高客户满意度、降低成本、提高质量、加快流程速度和改善资本投入，帮助企业实现价值最大化。在医院实际运用精益管理进行服务流程再造的过程中，可用的工具包括价值流分析、FEMA 分析、品管圈、5S 等。

（2）移动互联合作，建立智慧医院

随着 4G 时代的临近、智能终端的普及、手机传感技术的升级，移动医疗正逐渐走入人们的视野，改变了过去人们只能前往医院"看病"的传统生活方式，将大众引导入至更为先进、轻松和快捷的就诊模式中，移动

化的医疗系统可以让医院以最低成本进一步提升医疗服务质量，优化管理流程，正逐渐成为整合移动通信产业和医疗信息行业的热点。移动医疗或成医疗行业的发展趋势，吸引了众多电商大举介入移动医疗领域进行布局，比如支付宝的"未来医院"计划，腾讯的"智慧医院"。支付宝称，"未来医院"计划将改变中国大部分公立医院拥挤不堪的现状，帮助医院提高运转效率，优化医疗资源的配置，落实这一计划的载体则是支付宝钱包的"服务窗"。医院可以调用支付宝钱包的开放接口，入驻服务窗平台。医院入驻支付宝钱包的"服务窗"之后，用户就可以通过支付宝钱包完成挂号、远程候诊、诊间缴费、取报告单、诊后互动等多个就医环节，而不需要多次排队等待，从而大幅节省就医时间。

（3）缴费制度创新，缩短等候时间

目前，中国大部分医院都采用挂号—看诊—缴费的就诊流程。因此，挂号环节的拥堵成为众多大型医院的通病。北京清华长庚医院，采取了先看诊后缴费挂号的措施，患者预约就诊后，可直接到诊间候诊，就诊结束后，再到柜台缴挂号费，该方式省去了患者排队挂号的烦恼。为了避免出现逃费现象，医院要求首次就诊的门诊病人，必须提供翔实的建档信息，包括姓名、证件号等，整个看诊过程采取实名制，并要求患者在办理住院手续、重大检查以及手术前进行缴费，并在住院时及时催缴。

8.2.2.2 优化就医环境，提升就医体验

（1）优化门诊布局，方便患者就医

门诊的布局和安排直接决定了患者就诊的方便性和快捷程度。因此门诊在进行科室布局时需要遵循建筑适宜性、学科关联性、分布平衡性和流程简洁性等原则。建筑适宜性是指门诊的楼面建筑一般应呈现出一种"厅廊结合的单元式"的布局。从候诊"厅"到各科室以及各诊区之间通过"廊"来联系。各诊室的外部由"廊"包围，形成相对独立区域元。"厅廊结合"构成互不干扰的交通流线通道和开放宽敞的候诊区。学科关联性是指业务联系紧密和协作性强的科室应保持空间近距离，以减少患者的无效走动。分布平衡性是指楼面空间面积的利用应该尽可能地均衡，科室占用的面积应该与其门诊量成正比，减少资源的闲置和浪费。流程简洁性是

指就诊流线的安排应符合病人医疗流程的需要。尽量设置供各种流线使用的简洁清晰的通道，避免混用与交叉。

（2）规范导医标识，强化就医引导

导医标识设置科学、清晰，能令患者快速找到目的地路线，并产生愉悦感。因此，在设计标识时需要考虑色彩、患者需求、医院文化表达。合理的色彩可给人带来物理、生理和心理上的积极效应。在选择色彩搭配时应尽量使医院不同功能区的特征和颜色的特征相一致；比如绿色从心理上给以平静、生情、健康的松弛和富有青春活力的效应；蓝色则象征着活力、精神饱满、富有刺激和兴奋性，可给人以愉悦等；另外，同一种色彩对不同人也将产生不同的心理效应。因此在色彩选择上还应根据不同人群选择合适的色彩。如老年病人应采用柔和浅橙色和浅咖啡色做基调，勿用大红、大绿以避免强烈刺激。外伤病人宜选用浅蓝或浅绿色，以利于病人心情平静。儿童门诊和病房宜选用鲜艳明快的色调，比如橙色、黄色等色彩。

不同人群有着不同文化程度和不同的心理、生理需要，因此在标识设计上必须考虑不同类别的患者的个性化需求。比如若医院可能接诊外籍病人，则应在各种标识牌上注明英文；在少数民族地区的医院标识中还应加上少数民族的文字；以成都363医院为例，其患者中很大部分是来自阿坝的藏族同胞，则其标识上还应加上藏文；另外针对患者文化程度的差异，在设计标牌造型时既要有文字名称，又要形象直观的图形图示等。医院作为特殊的服务机构，不仅要为患者提供功能上的需求，还应该为患者提供心理上的需求，缓解患者就医的紧张情绪，因此在标识系统设计上还应强化医院的文化氛围。如在门诊楼、病房大楼走廊和墙壁位置，可适度挂贴一些山水、花草、人物、建筑等装饰画，体现医疗环境的自然美、生态美、心理美和社会美。

（3）完善服务设施，提供附加服务

医院除了保障医疗质量，还需要不断完善服务设施，让患者能在候诊时得到有效的休息。目前，一些大型医院配备了电视、WIFI、健康教育等娱乐设备和附加服务，降低了患者对等待时间的感知。有条件的基层医院，应从人性化的角度不断完善服务设施，提供附加服务，让患者的等待过程不再枯燥。

8.2.2.3　改善医患互动，提升患者满意度

在医院运行过程中，"人"是执行质量标准的主体，医务人员的价值观、职业素养、专业会影响服务质量标准的贯彻与实施，进而影响医患关系质量。基于此，医院应做好以下几个方面的工作：

（1）加强内部营销，提升医务人员职业素养

加强内部营销的核心是培养医务人员的服务意识，提升医务人员职业素养。打造以患者为中心的医院文化，进行医务人员职业素养培训，转变医务人员思维模式，树立市场导向的服务理念，外化为医务人员的实际行动。对医生进行有效激励，如将患者满意度测量结果与医务人员的绩效与晋升挂钩，通过激励制度激发医务人员的工作热情及潜能，外化为专业服务行为。

（2）关注沟通能力培训，提高医务人员沟通能力

医务人员在学校学习以及工作培养过程中，较少关注沟通技巧的学习。因此，医院在管理运行中，要加强对医务人员沟通能力的培训，采取理论和现场演练相结合的模式，不断提升其沟通能力。

（3）建立多元沟通渠道，加强医患互动

医院可建立面对面、电话、官方微博、微信等多元沟通渠道，及时获得患者的反馈，发现不足，以便及时有针对性地改进。医院也可通过医院宣传片、医院宣传栏、微博、微信等多种渠道宣传医院的价值理念、医疗技术、人文关怀，让患者能深度了解医院，降低医患之间因信息不对称产生的误解。

8.3 研究局限与研究展望

8.3.1 研究局限

本研究聚焦于探究医患关系质量的驱动因素及优化策略。首先，整合医患双重视角分析了医患关系质量驱动因素，识别出门诊服务接触质量是影响医患关系质量的关键要素，并严格遵守量表开发的程序和步骤，开发了本土化的门诊服务接触质量测量量表，在此基础上，运用问卷调查法和调节回归方法，识别出了门诊服务接触质量中的魅力要素质量、一元质量要素和必备质量要素。其次，依据 S-O-R 理论框架和线索利用理论，构建了门诊服务接触质量对医患关系质量驱动机理模型，并运用结构方程分析方法和回归分析方法，对模型进行了检验，关键的研究假设均得到支持。最后，引入离散事件系统仿真技术和优化决策理论，对超声科服务流程与资源配置进行了优化。本研究具有一定的理论意义和实践价值，但由于研究资源和研究能力的限制，本研究依然存在一定的局限性，有待于在未来研究中加以完善。

首先，从研究的实际操作策略来看，由于研究资源、研究时间的限制，以及数据收集方面的困难，本研究采用的样本主要来自四川省的医院。虽然样本数量在总量上满足了统计分析的要求，但从样本来源来看，其多样性不足，可能导致研究结论的普适性不够，使得应用的扩展范围受到限制。

其次，从研究变量来看，医患双重视角的医患关系质量驱动因素研究结论显示，服务接触质量对医患关系质量的影响最大。因此，本研究重点探讨了门诊服务接触质量对医患关系质量的驱动机理，尚未将结果质量纳入其中进行系统分析以再次检验服务接触质量和结果质量对医患关系质量影响强度的差异。

228

再次，从研究对象看，本研究主要以门诊服务为研究对象，构建门诊服务接触质量测量量表，识别门诊服务接触质量中的魅力质量要素、一元质量要素和必备质量要素，探讨门诊服务接触质量各维度对医患关系质量的影响路径，探析患者健康状态、感知医疗费用、转移障碍在其中发挥的调节作用。而对于住院服务来讲，其服务接触质量应如何测量、住院服务接触要素中的魅力质量要素是什么尚未探究，本研究构建的作用机理模型能否得到验证，还需要进一步验证。

最后，从优化策略来看，本研究以二级医院的超声科为研究对象，从服务流程优化视角，探究医患关系质量优化策略。虽然研究范式对其他医院开展此类研究提供了操作依据，但由于二级医院的现实条件和资源储备与其他级别医院的差异性，对其他级别医院是否适用，还需要进一步检验，并根据实际情况调试。

8.3.2　未来研究方向

根据本研究目前的局限，未来可以在以下方面继续进行深化和优化研究：

第一，扩大研究样本，从全国范围内随机抽取样本医院，且综合考虑各级医院的分布比率和公立/民营医院的比例，使研究结论更具有普适性。

第二，将服务结果质量作为自变量纳入模型，分析服务接触质量和服务结果质量对医患关系质量的作用机理，比较两者之间的影响强度差异。

第三，扩展研究对象，针对住院服务，开发本土化的服务接触质量测量量表，将服务接触质量对医患关系质量作用机理模型置入住院服务情境，进一步验证模型的有效性。

第四，根据门诊服务全流程，分别选择不同级别的典型性医院作为案例研究对象，综合运用离散事件仿真理论、资源优化理论、流程再造理论，对服务系统接触进行优化，以扩展研究结论的适用性。

参考文献

[1] BATESON J E G. Perceived control and the service encounter [M]. MA: Lexington Book Lexington, 1985.

[2] Coleman J S. Foundations of social theory [M]. Cambridge: Harvard University Press, 1994.

[3] ENGEL J F, BLAEKWELL R D, MINIARD P W. Consumer Behavior [M]. New York: The Drvdden, 1995: 365-370.

[4] FISHBEIN M, AJZEN I. Belief, attitude, intention and behavior: an introduction of theory and research [M]. MA: Addison-Wesley, 1975: 25-59.

[5] GRöNROOS C. Service management and marketing [M]. Lexington, MA,: Lexington Books, 1990.

[6] Grove S J, FISK R P. The dramaturgy of services exchange: An analytical' framework for services marketing. Emerging perspectives on services marketing [M]. Chicago: AMA, 1983.

[7] Hunt S D. Marketing theory: The philosophy of marketing science [M]. Homewood: RD Irwin, 1983.

[8] KRIPPENDORFF K. Content Analysis: An Introduction to Its Methodology [M]. Newbury Park, CA: Sage, 1980.

[9] LEHTINEN U, LEHTINEN J R. Service quality: a study of quality dimensions [J]. Service Management Institute, 1982.

[10] MEHRABIAN A, RUSSELL J A. An Approach to Environmental Psy-

chology [M]. Cambridge: MIT Press, 1974.

[11] NUNNALLY J C, BERSTEIN I. Psychometric theory [M]. New York: McGraw-Hall, 1994.

[12] NUNNALLY J C. Psychometric Theory [M]. New York: McGraw-Hill, 1978.

[13] SHOSTACK G L. Planning the Service Encounter [M]. Lexington MA: Lexigton Books, 1985: 243-254.

[14] WARE J E. Development and validation of scales to measure patient satisfaction with health care services [M]. Carbondale: Southern lllinois University, 1976.

[15] AJZEN I, DRIVER B L. Prediction of leisure participation from behavioral, normative, and control beliefs: An application of the theory of planned behavior [J]. Leisure Sciences, 1991, 13 (3): 185-204.

[16] ANDERSON J C, GERBING D W. Structural equation modeling in practice: A review and recommended two-step approach [J]. Psychological bulletin, 1988, 103 (3): 411-423.

[17] ANDERSON J C, NARUS J A. A model of distributor firm and manufacturer firm working partnerships [J]. Journal of Marketing, 1990, 54 (1): 42-58.

[18] ANDERSSON B E, NILSSON S G. Studies in the reliability and validity of the critical incident technique [J]. Journal of Applied Psychology, 1964, 48 (6): 398-403.

[19] ARIO A, TORRE J, RING P S. Relational Quality: Managing Trust in Corporate Alliances [J]. California Management Review, 2001, 44 (1): 109-131.

[20] BABAKUS E, MANGOLD W G. Adapting the SERVQUAL scale to hospital services: an empirical investigation [J]. Health services research, 1992, 26 (6): 767-786.

[21] BAKER D A, CROMPTON J L. Quality, satisfaction and behavioral

intentions [J]. Annals of tourism research. 2000, 27 (3): 785-804.

[22] BELK R W. Situational variables and consumer behavior [J]. Journal of Consumer research, 1975: 157-164.

[23] BENDALL-LYON D, POWERS T L. The impact of structure and process attributes on satisfaction and behavioral intentions [J]. Journal of Services Marketing, 2004, 18 (2): 114-121.

[24] BENDAPUDI N, BERRY L L. Customers' motivations for maintaining relationships with service providers [J]. Journal of retailing, 1997, 73 (1): 15-37.

[25] BENNETT R J. ROBINSON S L. Development of a measure of workplace deviance [J]. Journal of Applied Psychology, 2000, 85 (3): 349.

[26] BENTLER P M, CHOU C P. Practical issues in structural modeling [J]. Sociological Methods & Research, 1987, 16 (1): 78-117.

[27] BERELSON B. Content analysis in communication research [J]. American Sociological Review, 1952, 17 (4): 515-516.

[28] BERGER C, BLAUTH R, BOGER D, et al. Kano's methods for understanding customer-defined quality [J]. Center for Quality Management Journal, 1993, 2 (4): 3-36.

[29] BINDMAN A B, GRUMBACH K, KEANE D, et al. Consequences of queuing for care at a public hospital emergency department [J]. the journal of the American Medical Association, 1991, 266 (8): 1091-1096.

[30] BITNER M J, BERNARD H B, TETREAUL T M S. The service encounter: diagnosing favorable and unfavorable incidents [J]. Journal of Marketing, 1990, 54 (1): 71-84.

[31] BITNER M J. Evaluating service encounters: the effects of physical surroundings and employee responses [J]. The Journal of Marketing, 1990: 69-82.

[32] BLOOM B S, FENDRICK A M. Waiting for care: queuing and resource allocation [J]. Medical Care, 1987, 25 (2): 131-139.

[33] BOLLEN K A. A new incremental fit index for general structural e-

quation models [J]. Sociological Methods & Research, 1989, 17 (3): 303-316.

[34] BOOMSMA A. The robustness of LISREL against small sample sizes in factor analysis models [J]. Systems under indirect observation: Causality, structure, prediction, 1982 (1): 149-173.

[35] BRADY M K, CRONIN JR J J. Some new thoughts on conceptualizing perceived service quality: a hierarchical approach [J]. The Journal of Marketing, 2001: 34-49.

[36] BRADY M K. ROBERTSON C J. et al. Managing behavioral intentions in diverse cultural environments: an investigation of service quality, service value, and satisfaction for American and Ecuadorian fast-food customers [J]. Journal of International Management, 2001, 7 (2): 129-149.

[37] BURKE-MILLER J K, COOK J A, COHEN M H, et al. Longitudinal relationships between use of highly active antiretroviral therapy and satisfaction with care among women living with HIV/AIDS [J]. Journal Information, 2006, 96 (6): 1044-1051.

[38] CARDOZO R N. An experimental study of customer effort, expectation, and satisfaction [J]. Journal of marketing research, 1965: 244-249.

[39] CARTER M W, LAPIERRE S D. Scheduling emergency room physicians [J]. Health Care Management Science, 2001, 4 (4): 347-360.

[40] CARUANA A, FENECH N. The effect of perceived value and overall satisfaction on loyalty: A study among dental patients [J]. Journal of Medical Marketing: Device, Diagnostic and Pharmaceutical Marketing, 2005, 5 (3): 245-255.

[41] CARUANA A. Service loyalty: the effects of service quality and the mediating role of customer satisfaction [J]. European journal of marketing, 2002, 36 (7/8): 811-828.

[42] CHAN B J, BARBOSA J, MOINUL P, et al. Patient Satisfaction with Wait Times at an Emergency Ophthalmology On-Call Service [J]. Canadi-

an Journal of Ophthalmology, 2017.

[43] CHANG H S. Increasing hotel customer value through service quality cues inTaiwan [J]. The Service Industries Journal, 2008, 28 (1): 73-84.

[44] Cheng B M W, Lee J H M, Wu J C K. A nurse rostering system using constraint programming and redundant modeling [J]. Information Technology in Biomedicine, IEEE Transactions on, 1997, 1 (1): 44-54.

[45] GRöNROOS C. Service Management and Marketing: A Customer Relationship Management Approach [J]. Service management and marketing: a customer relationship management approach, 2012.

[46] CHURCHILL G A. A paradigm for developing better measures of marketing constructs [J]. Journal of marketing Research, 1979, 16 (2): 64-73.

[47] CHURCHILL JR G A, SURPRENANT C. An investigation into the determinants of customer satisfaction [J]. Journal of marketing research, 1982, 19 (1): 491-504.

[48] COMREY A L. Common Methodological Problems in Factor Analytic Studies [J]. Journal of Consulting and Clinical Psychology, 1978, 46 (4): 48-59.

[49] COX, DONALD F. The Measurement of Information Value: A Study in Consumer Decision Making. In Proceedings, Winter Conference. Chicago: American Marketing Association, 1962: 413-421.

[50] CRONIN J J. BRADY M K. HURT G M. Assessing the effects of quality, value, and customer satisfaction on consumer behavioral intentions in service environments [J]. Journal of retailing, 2000, 76 (2): 193-218.

[51] CROSBY L A, EVANS K R, COWLES D. Relationship quality in services selling: An interpersonal influence perspective [J]. Journal of Marketing, 1990, 54 (3): 68-81.

[52] CUNNINGHAM P J. High medical cost burdens, patient trust, and perceived quality of care [J]. Journal of general internal medicine, 2009

(24): 415-420.

[53] DANSKY K H, BRANNON D. Discriminant analysis: a technique for adding value to patient satisfaction surveys [J]. Hospital & health services administration, 1995, 41 (4): 503-513.

[54] DAVIS K M, KOCH K E, HARVEY J K, et al. Effects of hospitalists on cost, outcomes, and patient satisfaction in a rural health system [J]. The American journal of medicine, 2000, 108 (8): 621-626.

[55] DERLET R W, RICHARDS J R, KRAVITZ R L. Frequent overcrowding in US emergency departments [J]. Academic Emergency Medicine, 2001, 8 (2): 151-155.

[56] DEUTSCH M. Trust and suspicion [J]. The Journal of conflict resolution, 1958, 2 (4): 265-279.

[57] DICK A S, BASU K. Customer loyalty: toward an integrated conceptual framework [J]. Journal of the academy of marketing science, 1994, 22 (2): 99-113.

[58] DUBE L, BELANGER M C, TRUDEAU E. The role of emotions in health care satisfaction. Positive feelings have the expected effect, but negative ones do not always result in dissatisfaction [J]. Journal of Health Care Marketing, 1996, 16 (2): 45-51.

[59] DUBé L, MENON K. Multiple roles of consumption emotions in post-purchase satisfaction with extended service transactions [J]. International Journal of Service Industry Management, 2000, 11 (3): 287-304.

[60] EDVARDSSON B. Service breakdowns: a study of critical incidents in an airline [J]. International Journal of Service Industry Management, 1992, 3 (4): 17-29.

[61] EISENBERG B. Customer service in health care: a new era [J]. Hospital & health services administration, 1996, 42 (1): 17-31.

[62] EROGLU S, MACHLEIT K, DAVIS L. Atmospheric Qualities of Online Retailing, a Conceptual Model and Implications [J]. Journal of Business Re-

search, 2001, 54 (2): 177-184.

[63] EROGLU S, MACHLEIT K, DAVIS L. Empirical Testing of a Model of Online Store Atmospherics and Shopper Responses [J]. Psychology& Marketing, 2003, 20 (2): 139-150.

[64] FORD R C, BACH S A, FOTTLER M D. Methods of measuring patient satisfaction in health care organizations [J]. Health care management review, 1997, 22 (2): 74-89.

[65] FORNELL C, LARCKER D F. Evaluating structural equation models with unobservable variables and measurement error [J]. Journal of marketing research, 1981: 39-50.

[66] FORNELL C. A national customer satisfaction barometer: the Swedish experience [J]. The Journal of Marketing, 1992: 6-21.

[67] GEIGENMüLLER A, GRESCHUCHNA L. How to Establish Trustworthiness in Initial Service Encounters [J]. The Journal of Marketing Theory and Practice, 2011, 19 (4): 391-406.

[68] GERY R, RUSSEL B H. Data Management and Analysis Methods [J]. Handbook of Qualitative Research, 2000, 32 (3): 125-139.

[69] GILBERT A, CHURCHILL J. CAROL S An Investigation into the Determinants of Customer Satisfaction [J]. Journal of Marketing Research, 1982, 19 (4): 491-504.

[70] GONZáLEZ C J, GONZáLEZ M, RíOS N M. Improving the quality of service in an emergency room using simulation-animation and total quality management [J]. Computers & industrial engineering, 1997, 33 (1): 97-100.

[71] GREMLER D D. The effect of satisfaction, switching costs, and interpersonal bonds on service loyalty [D]. Phoenix: Arizona State University, 1995.

[72] GRöNROOS C. An applied service marketing theory [J]. European Journal of Marketing, 1982, 16 (7): 30-41.

[73] GUMMESSON E. The new marketing-developing long-term interac-

tive relationships [J]. Long range planning, 1987, 20 (4): 10-20.

[74] HAIR J F, BLACK W C, BABIN B J, et al. Multivariate data analysis [M]. Beijing: China Machine Press, 2011.

[75] HALL M A. The importance of trust for ethics, law, and public policy [J]. Cambridge Quarterly of Healthcare Ethics, 2005, 14 (2): 156-167.

[76] HANSEMARK O C, ALBINSSON M. Customer satisfaction and retention: the experiences of individual employees [J]. Managing Service Quality, 2004, 14 (1): 40-57.

[77] HENNIG - THURAU T, KLEE A. The impact of customer satisfaction and relationship quality on customer retention: A critical reassessment and model development [J]. Psychology & Marketing, 1997, 14 (8): 737-764.

[78] HERRMANN A, HUBER F, BRAUNSTEIN C. Market-driven product and service design: Bridging the gap between customer needs, quality management, and customer satisfaction [J]. International Journal of Production Economics, 2000, 66 (1): 77-96.

[79] HIIDEAHOVI H, LAIPPALA P, NOJONEN K. Development of a Patient-Orientated Instrument to Measure Service Quality in Outpatient Departments [J]. Journal of Advanced Nursing, 2001, 34 (4): 696-705.

[80] HILL C J, MOTES W H. Professional versus generic retail services: new insights [J]. Journal of Services Marketing, 1995, 9 (2): 22-35.

[81] HSIEH Y, HIANGS. A study of the impacts of service quality on relationship quality in search - experience - credence services [J]. Total Quality Management, 2004, 15 (1): 43-58.

[82] HU H H, KANDAMPULLY J, JUWAHEER T D. Relationships and impacts of service quality, perceived value, customer satisfaction, and image: an empirical study [J]. The Service Industries Journal, 2009, 29 (2): 111-125.

[83] HU L, BENTLER P M. Cutoff criteria for fit indexes in covariance structure analysis: Conventional criteria versus new alternatives [J]. Structural Equation Modeling: A Multidisciplinary Journal, 1999, 6 (1): 1-55.

[84] HUNTLEY J K. Conceptualization and measurement of relationship quality: linking relationship quality to actual sales and recommendation intention [J]. Industrial Marketing Management, 2006, 35 (6): 703-714.

[85] JACOBY J. Stimulus-Organism-Response Reconsidered: An Evolutionary Step in Modeling (Consumer) Behavior [J]. Journal of Consumer Psychology, 2002, 12 (1): 51-57.

[86] JAUMARD B, SEMET F, VOVOR T. A generalized linear programming model for nurse scheduling [J]. European journal of operational research, 1998, 107 (1): 1-18.

[87] DYER J H, CHU W. The Role of Trustworthiness in Reducing Transaction Costs and Improving Performance: Empirical Evidence from the United States, Japan, and Korea [J]. Organization Science, 2003, 14 (1): 57-68.

[88] KAHNEMAN D, TVERSKY A. Intuitive prediction: Bias and corrective procedures [J]. TIMS Studies in management Science, 1979 (12): 313-327.

[89] KAISER H F. An index of factorial simplicity [J]. Psychometrika, 1974 (39): 31-36.

[90] KANO N, SERAKU N, TAKAHASHI F, et al. Attractive quality and must-be quality [J]. The Journal of the Japanese Society for Quality Control, 1984, 14 (2): 39-48.

[91] KASSARJIAN H H. Content Analysis in Consumer Research [J]. Journal of Consumer Research, 1977, 4 (1): 8-18.

[92] KLINE P. An easy guide to factor analysis [J]. 1993.

[93] KOICHIRO OTANI, BRIAN WATERMAN, KELLY M. Faulkner, Sarah Boslaugh, W. Claiborne Dunagan. How Patient Reactions to Hospital Care Attributes Affect the Evaluation of Overall Quality of Care, Willingness to Recommend, and Willingness to Return [J]. Journal of Healthcare Management, 2010, 55 (1): 25-37.

[94] KRAMPF R, UELTSEHY L, D'ALNIEO M. The Contribution of E-motion to Consumer Satisfaction in the Service Setting [J]. Marketing Management Journal, 2003 (13): 3-52.

[95] LAITH ALRUBAIEE, FERAS ALKAA'IDA. The Mediating Effect of Patient Satisfaction in the Patients' Perceptions of Healthcare Quality - Patient Trust Relationship. International Journal of Marketing Studies [J]. 2011, 3 (1): 103-127.

[96] LEE K J. A practical method of predicting client revisit intention in a hospital setting [J]. Health care management review, 2005, 30 (2): 157-167.

[97] LEE SH, KIM HM, CHAE YM. The Modifying Effect of Switching Barriers in Customer Loyalties in Medical Services [J]. Korean J Health Policy Adm, 2007, 17 (3): 68-86

[98] LEGACE R R, DAHLSTROM R, GASSENHEIMER J B. The relevance of Ethical Salesperson Behavior on Relationship Quality: The Pharmaceutical Industry [J]. Journal of Personal Selling and Sales Management, 1991, 11 (4): 39-47.

[99] LEWIS B R, ENTWISTLE T W. Managing the Service Encounter: A Focus on the Employee [J]. International Journal of Service Industry Management, 1990, 1 (3): 41-52.

[100] LILJANDER V, STRANDVIK T. The nature of customer relationships in services [J]. Advances in services marketing and management, 1995, 4 (141): 141-167.

[101] LIN S P, YANG C L, CHAN Y, et al. Refining Kano's 'quality attributes-satisfaction'model: A moderated regression approach [J]. International Journal of Production Economics, 2010, 126 (2): 255-263.

[102] LIYANG TANG. The influences of patient's trust in medical service and attitude towards health policy on patient's overall satisfaction with medical service and sub satisfaction inChina [J]. BMC Public Health, 2011 (11): 472.

[103] LóPEZ-VALCáRCEL B G, PéREZ P B. Evaluation of alternative functional designs in an emergency department by means of simulation [J]. Simulation, 1994, 63 (1): 20-28.

[104] MARTIN C L. Customer-to-customer relationships: Satisfaction with other consumers' public behavior [J]. Journal of Consumer Affairs, 1996, 30 (1): 146-169.

[105] MEKOTH N, BABU G P, DALVI V, et al. Service Encounter Related Process Quality, Patient Satisfaction, and Behavioral Intention [J]. Management, 2012, 6 (4): 333-350.

[106] METERKO M, MOHR D C, YOUNG G J. Teamwork culture and patient satisfaction in hospitals [J]. Medical care, 2004, 42 (5): 492-498.

[107] MOHR J J, SPEKMAN R. Characteristics of Partnership Success: Partnership Attributes, Communication Behavior, and Conflict Resolution Techniques [J]. Strategic Management Journal, 1994, 15 (2): 135-152.

[108] MORGAN R M, HUNT S D. The Commitment-Trust Theory of relationship Marketing [J]. Journal of Marketing, 1994, 58 (3): 20-38.

[109] NOONE B M, KIMES S E, MATTILA A S, et al. Perceived service encounter pace and customer satisfaction: An empirical study of restaurant experiences [J]. Journal of Service Management, 2009, 20 (4): 380-403.

[110] NYQUIST J D, BITNER M J, BOOMS B H. Identifying communication difficulties in the service encounter: a critical incident approach [J]. The service encounter, 1985: 195-212.

[111] O'CONNOR S J, TRINH H Q, SHEWCHUK R M. Perceptual gaps in understanding patient expectations for health care service quality [J]. Health Care Management Review, 2000, 25 (2): 7-23.

[112] OLIVER R L. A cognitive model of the antecedents and consequences of satisfaction decisions [J]. Journal of marketing research, 1980: 460-469.

[113] OLORUNNIWO F, HSU M K, UDO G J. Service quality, customer

satisfaction, and behavioral intentions in the service factory [J]. Journal of Services Marketing, 2006, 20 (1): 59-72.

[114] OLSON J C, DOVER P. Effects of expectation creation and disconfirmation on belief elements of cognitive structure [J]. Advances in consumer research, 1976, 3: 168-175.

[115] OLSON J C, JACOBY J. Cue utilisation in the quality perception process. In M. Venkatesan, Proceedings of the Third Annual Conference of the Association for Consumer Research. Chicago: Association for Consumer Research, 1972.

[116] OMMEN O, THUEM S, PFAFF H, et al. The relationship between social support, shared decision-making and patient's trust in doctors: a cross-sectional survey of 2, 197 inpatients using the Cologne Patient Questionnaire [J]. International Journal of Public Health, 2011, 56 (3): 319.

[117] OSTROM A, IACOBUCCI D. Consumer trade-offs and the evaluation of services [J]. The Journal of Marketing, 1995, 5 (1): 17-28.

[118] OTANI K, WATERMAN B, DUNAGAN WC. Patient Satisfaction: How Patient Health Conditions Influence Their Satisfaction [J]. Health care Management, 2012, 57 (4): 276-292.

[119] OTANI K, WATERMAN B, FAULKNER K M, et al. How patient reactions to hospital care attributes affect the evaluation of overall quality of care, willingness to recommend, and willingness to return [J]. Journal of Healthcare Management, 2010, 55 (1): 25-37.

[120] OTANI K, WATERMAN B, FAULKNER K M, et al. Patient satisfaction: focusing on "excellent" [J]. Journal of healthcaremanagement/American College of Healthcare Executives, 2009, 54 (2): 93-103.

[121] PALMER A, BEJOU D. Buyer-Seller Relationships: A Conceptual Model and Empirical Investigation [J]. Journal of Marketing Management, 1994, 10 (6): 495-512.

[122] PARASTIRAMANA, ZEITHAMLV A, BERRYL L. Altemative

Scales for Measuring Service Quality: a Comparative Assessment Based on Psychometric and Diagnostic Criteria [J]. Journal of Retailing, 1994, 70 (3): 201-230.

[123] PARASURAMAN A, ZEITHAML V A, BERRY L L. A conceptual model of service quality and its implications for future research [J]. The Journal of Marketing, 1985: 41-50.

[124] PARASURAMAN A ZEITHAML V A, BENYL L. Servqual: A Multiple-item Scale for Measuring Consumer Perceptions of Service Quality [J]. Journal of Retailing, 1988: 64.

[125] PARENTE D H, PINTO M B, BARBER J C. A pre-post comparison of service operational efficiency and patient satisfaction under open access scheduling [J]. Health care management review, 2005, 30 (3): 220-228.

[126] PARSONS A L. What Determines Buyer-Seller Relationship Quality? An Investigation from the Buyer's Perspective [J]. Journal of Supply Chain Management, 2002, 38 (2): 4-12.

[127] PAUL P J. Construct validity: A review of basic issues and marketing practices [J]. Journal of Marketing Research, 1981 (18): 133-145.

[128] PAULSON K A, SLOTNICK S A. Quality and reputation: The effects of external and internal factors over time [J]. International Journal of Production Economics, 2004, 89 (1): 1-20.

[129] PETE NAUDE. Assessing relationship quality [J]. Industrial Marketing Management, 2000, 29 (4): 351-359.

[130] PETRICK, JAMES F. Development of a multi-dimensional scale for measuring the perceived value of a service [J]. Journal of Leisure Research, 2002, 34 (2): 119-134.

[131] KOTLER P, KELLER K L. Marketing management [M]. Marketing management: Prentice Hall, 1999: 99-99.

[132] PURA M. Linking perceived value and loyalty in location-based mobile services [J]. Managing Service Quality, 2005, 15 (6): 509-538.

［133］ REIDENBACH R E, SANDIFER-SMALLWOOD B. Exploring perceptions of hospital operations by a modified SERVQUAL approach ［J］. Journal of Health Care Marketing, 1990, 10 (4): 47-55.

［134］ ROBERTJ, JANELLEH. Exploring the relationship between perceptions and performance: priorities for action ［J］. The Service Industries Journal, 1998, 18 (1): 101-112.

［135］ ROBERTS K, VARKI S, BRODIE R. Measuring the quality of relationships in consumer services: an empirical study ［J］. European Journal of Marketing, 2003, 37 (1-2): 169-196.

［136］ RONAN W W, LATHAM G P. The reliability and validity of the critical incident technique: A closer look ［J］. Studies in Personnel Psychology, 1974, 6 (1): 53-64.

［137］ RONAN W W, LATHAM G P. The reliability and validity of the critical incident technique: A closer look ［J］. Studies in Personnel Psychology, 1974, 6 (1): 53-64.

［138］ ROSS C K, STEWARD C A, SINACORE J M. The importance of patient preferences in the measurement of health care satisfaction ［J］. Medical care, 1993: 1138-1149.

［139］ ROTTER J B. A new scale for the measurement of interpersonal trust ［J］. Journal of Personality , 1967 (35): 651-665.

［140］ RUBLEE D A. The Quality of Care: How Can It Be Assessed? ［J］. JAMA: The Journal of the American Medical Association, 1989, 261 (8): 1151-1152.

［141］ RUEKERT R W, CHURCHILL G A. Reliability and validity of alternative measures of channel member satisfaction ［J］. Journal of marketing Research, 1984, 21 (2): 226-233.

［142］ RUST ROLAND T, RICHARD L OLIVER. Service Quality: insights and Managerial Implications from the Frontier. in Service Quality: New Directions in Theory and Practice, Roland T. Rust and Richard L. Oliver, eds.

Thousand Oaks, CA: Sage Publications, 1994: 1-19.

[143] SABEL C F. Studied trust: building new forms of cooperation in a volatile economy [J]. Human relations, 1993, 46 (9): 1133-1170.

[144] SCHVANEVELDT S J, ENKAWA T, MIYAKAWA M. Consumer e-valuation perspectives of service quality: evaluation factors and two-way model of quality [J]. Total Quality Management, 1991, 2 (2): 149-162.

[145] SHAMDASANI P, MUKHERJEE A, MALHOTRA N. Antecedents and consequences of service quality in consumer evaluation of self-service internet technologies [J]. The Service Industries Journal, 2008, 28 (1): 117-138.

[146] SHETH J N, NEWMAN B I, GROSS B L. Why we buy what we buy: a theory of consumption values [J]. Journal of business research, 1991, 22 (2): 159-170.

[147] SHOSTACK G L. Breaking free from product marketing [J]. The Journal of Marketing, 1977: 73-80.

[148] SMITH B. Buyer-Seller Relationships: Bonds, Relationship Management, and Sex-Type [J]. Canadian Journal of Administrative Sciences/Revue Canadienne des Sciences de l'Administration, 1998, 15 (1): 76-92.

[149] SOLOMON M R, SURPRENANT C, CZEPIEL J A, et al. A role theory perspective on dyadic interactions: the service encounters [J]. The Journal of Marketing, 1985: 99-111.

[150] SOWER V, DUFFY J A, KILBOURNE W, et al. The dimensions of service quality for hospitals: development and use of the KQCAH scale [J]. Health Care Management Review, 2001, 26 (2): 47-59.

[151] SOYEON SHIM, MARY ANN EASTLICK, SHERRY L. Lotz, Patricia Warrington. An online prepurchase intentions model: The role of intention to search [J]. Journal of Retailing, 2001 (77): 397-416.

[152] STORBACKA K, STRANDVIK T, GRONROOS C. Managing Customer Relationships for Profit: The Dynamics of Relationship Quality [J]. International Journal of Service Industry Management, 1994, 5 (5): 21-38.

［153］SURPRENANT C F, SOLOMON M R. Rediciability and Personalization in The Service Encounter ［J］. Journal of Marketing, 1987 (4): 73-80.

［154］SWEENEY J C. SOUTAR G N. Consumer perceived value: The development of a multiple item scale ［J］. Journal of retailing, 2001, 77 (2): 203-220.

［155］TRACY G. HARWOOD, TONY GARRY. An Overview of Content Analysis ［J］. The Marketing Review, 2003 (3): 479-498.

［156］TSE D K, WILION P C. Models of Consumer Satisfaction Formation: An Extension ［J］. Journal of Marketing Research, 1988 (2): 204-212.

［157］VALOUXIS C, HOUSOS E. Hybrid optimization techniques for the workshift and rest assignment of nursing personnel ［J］. Artificial Intelligence in Medicine, 2000, 20 (2): 155-175.

［158］PATRICK H, PILAR Z. Antecedents of customer loyalty in residential energy markets: Service quality, satisfaction, trust and switching costs ［J］. Service Industries Journal, 2006, 26 (6): 633-650.

［159］WA KEFIELD K L. The importance of ser vice escapes in leisure service settings ［J］. The Journal of Service s Marketing, 1994, 8 (3): 66-76.

［160］WARE J A, STEWART A L. The Measurement and Meaning of Patient Satisfaction ［J］. Health and Medical Care Services Review, 1978, 1 (1): 1-15.

［161］WESTBROOK R A, OLIVER R L. The dimensionality of consumption emotion patterns and consumer satisfaction ［J］. Journal of consumer research, 1991: 84-91.

［162］WHEATLEY J J, CHIU J S Y, GOLDMAN A. Physical quality, price, and perceptions of product quality: implications for retailers ［J］. Journal of Retailing, 1981, 57 (2): 100-116.

［163］WHITE, FRANK M. AND EDWIN A. LOCKE. Perceived Determinants of High and Low Productivity in Three Occupational Groups: A Critical Incident Study [J]. Journal of Management Studies, 18 (4): 375-388.

[164] WILLIAMS B. Patient satisfaction: a valid concept? [J]. Social science & medicine, 1994, 38 (4): 509-516.

[165] WILLIAMSON O E. Calculativeness, trust, and economic organization [J]. JL & Econ., 1993 (36): 453.

[166] WONG A, SOHAL A. An examination of the relationship between trust, commitment and relationship quality [J]. International Journal of Retail &Distribution Management, 2002, 30 (1): 34-50.

[167] WOO K S, ENNEW C T. Business to Business Relationship Quality: An IMP Interaction based Conceptualization and Measurement [J]. European Journal of Marketing, 2004, 38 (9-10): 1252-1271.

[168] WOODRUFF R B. Customer value: the next source for competitive advantage [J]. Journal of the academy of marketing science, 1997, 25 (2): 139-153.

[169] YEH J Y, LIN W S. Using simulation technique and genetic algorithm to improve the quality care of a hospital emergency department [J]. Expert Systems with Applications, 2007, 32 (4): 1073-1083.

[170] YING-FENG KUO. IntegratingKano's Model into Web-community Service Quality [J]. Total Quality Management, 2004, 15 (7): 925-939.

[171] ZAICHKOWSKY J L. Measuring the involvement construct [J]. Journal of Consumer research, 1985, 12 (12): 341-352.

[172] ZANDBELT L C, SMETS E M A, OORT F J, et al. Medical specialists' patient-centered communication and patient-reported outcomes [J]. Medical care, 2007, 45 (4): 330-339.

[173] ZEITHAML V A, BERRY L L. The nature and determinants of customer expectations of service [J]. Journal of the academy of Marketing Science, 1993, 21 (1): 1-12.

[174] ZEITHAML V A. Parasuraman A. et al. Problems and strategies in services marketing [J]. The Journal of Marketing, 1985: 33-46.

[175] 克里斯托弗·H. 洛夫洛克，洛夫洛克，陆雄文，等. 服务营销 [M]. 3 版. 北京：中国人民大学出版社，2001.

[176] 于晶晶. Herzberg 激励－保健因素理论的发展. 心理科学，2002，25（5）：633-634.

[177] 马庆国. 管理统计 [M]. 北京：科学出版社，2002.

[178] 马鑫. 仿真优化中资源配置问题的研究 [D]. 上海：复旦大学，2010.

[179] 王伟杰，钱丽荣，周赞华. 我国医患信任的法律制度研究 [J]. 医学与哲学：人文社会医学版，2009（6）：43-45.

[180] 王军. 管理决策中的个体认知偏差研究 [D]. 沈阳：辽宁大学，2009.

[181] 王建玲，刘思峰，吴作民. 服务接触理论及其最新研究进展 [J]. 企业经济，2008（1）：84-86.

[182] 王恕，汪定伟. 医疗服务质量的模糊综合评判方法 [J]. 东北大学学报：自然科学版，2004，25（6）：535-538.

[183] 王澜，吴群红，单凌寒，等. 医保制度对医患关系影响的关键维度分析：基于中国、加拿大比较研究 [J]. 中国医院管理，2017，37（4）：40-43.

[184] 韦福祥. 服务质量评价与管理 [M]. 北京：人民邮电出版社，2005.

[185] 牛宏俐. 基于 SERVQUAL 的医疗服务质量评价模型研究 [D]. 武汉：华中科技大学，2006.

[186] 石景. CIT——测量服务质量的有效工具 [J]. 商业研究，1999（11）：106-107.

[187] 白琳. 顾客感知价值、顾客满意和行为倾向的关系研究述评 [J]. 管理评论，2009，21（1）：87-93.

[188] 朱晓天. 企业间关系质量核心变量的理论与实证分析 [D]. 西安：西安理工大学，2008.

[189] 任继树. 公立医院医疗服务质量维度设定与服务质量提高对策

研究 [D]. 合肥: 中国科学技术大学, 2006.

[190] 刘人怀, 姚作为. 关系质量研究述评 [J]. 外国经济与管理, 2005, 27 (1): 27-33.

[191] 刘军. 管理研究方法: 原理与应用 [M]. 北京: 中国人民大学出版社, 2008.

[192] 刘迎华. 医患关系的社会学研究: 中美患者满意度和信任度的比较 [D]. 北京: 中国人民大学, 2009.

[193] 刘怀伟. 商务市场中顾客关系的持续机制研究 [D]. 杭州: 浙江大学. 2003.

[194] 刘威. 基于医疗服务质量改进的患者信任研究 [D]. 上海: 上海交通大学, 2010.

[195] 刘俊香, 李晶, 王官会. 新医改背景下医患信任的主导道德信任与制度信任 [J]. 医学与哲学: 人文社会医学版, 2011, 32 (11): 30-32.

[196] 刘晓峰. "争议性商业行为" 对供应链关系质量及绩效的影响研究 [D]. 杭州: 浙江大学, 2006.

[197] 刘清峰. 顾客满意和顾客忠诚中的消费情感因素研究 [D]. 天津: 天津大学, 2006.

[198] 许劲. 项目关系质量对项目绩效的影响 [D]. 重庆: 重庆大学, 2010.

[199] 阮平南, 姜宁. 组织间合作的关系质量评价方法研究 [J]. 管理研究, 2009 (4): 197-199.

[200] 克里斯廷·格鲁诺斯. 服务管理与营销: 服务竞争中的顾客管理 (中译本) [M]. 北京: 电子工业出版社, 2008.

[201] 苏秦, 崔艳武, 张弛. 消费情感对服务质量和顾客满意感影响的实证研究 [J]. 预测, 2008, 27 (3): 29-36.

[202] 苏强, 姚晓耘, 施京华. 基于 MedModel 的医院挂号流程仿真与优化 [J]. 工业工程与管理, 2006, 11 (6): 59-63.

[203] 李本富. 医学伦理学 [M]. 北京: 北京医科大学出版社, 2004: 216.

[204] 李东进，吴波，武瑞娟.中国消费者购买意向模型：对 Fishbein 合理行为模型的修正 [J].管理世界，2009，1：121-129.

[205] 李华君.护患沟通过程中认知偏差的原因分析及对策 [J].中国社区医师，2012，14（34）：408-409.

[206] 李家伟，景琳，杨莉，等.医患关系质量对患者不道德就医行为影响的实证研究 [J].中国卫生事业管理，2012，29（6）：422-425.

[207] 杨阳.中国与新西兰医患信任的内在影响因素 [J].医学与哲学：人文社会医学版，2009（7）：39-41.

[208] 杨雪莲.工业品营销中关系质量对顾客购后行为倾向的影响研究 [D].济南：山东大学，2012.

[209] 吴明隆.结构方程模型--AMOS 的操作与应用 [M].重庆：重庆大学出版社，2009.

[210] 邱皓政，林碧芳.结构方程模型的原理与应用.[M] 北京：中国轻工业出版社，2009.

[211] 沈蕾.医疗服务质量评价方法研究综述.消费经济 [J].2006，22（3）：55-59.

[212] 张建洁，李金林，曹雪丽.患者就医满意度影响因素的实证分析 [J].北京理工大学学报（社会科学版），2018（1）：102-109.

[213] 张磊.基于顾客视角的医院服务质量评价研究 [D].镇江：江苏大学，2010.

[214] 陈民栋，陈水易，卢向南.对医疗服务质量的探讨 [J].卫生经济研究，2002，（1）：40-41.

[215] 陈旭，武振业.新一代可视化交互集成仿真环境 Arena [J].计算机应用研究，2000，（1）：9-12.

[216] 陈玮，鲍其远，李啸扬，等.患者信任、参与行为对医患信任度影响研究 [J].医学与哲学，2017，38（17）：21-24.

[217] 陈武朝，徐慧兰，梁英，等.住院肿瘤患者对医生的信任度及其影响因素的调查研究 [J].重庆医学，2014（17）：2234-2237.

[218] 陈学涛.病人忠诚意向模型的理论与实证研究 [D].重庆：第

三军医大学, 2009.

[219] 陈俊虎, 梁翠翠, 吴进军, 等. 基于Kano模型的服务需求研究进展 [J]. 中国卫生事业管理, 2010 (3): 152-154.

[220] 陈燕凌, 穆云庆, 陈黎明, 等. 综合医院医患关系影响因素的调查与研究 [J]. 重庆医学, 2012, 41 (3): 277-278.

[221] 范秀成. 服务质量管理: 交互过程与交互质量 [J]. 南开管理评论, 1999 (1): 8-12.

[222] 欧阳英林. 过度医疗中的信任与可信任性 [J]. 医学与哲学: 人文社会医学版, 2012, 33 (2): 24-26.

[223] 罗布特·F. 德维利斯. 量表编制: 理论与应用 [M]. 魏勇刚, 席仲恩, 龙长权, 译. 2版. 重庆: 重庆大学出版社, 68-69.

[224] 金立印. 基于关键事件法的服务失败原因及补救战略效果定性分析 [J]. 管理科学, 2005, 18 (4): 63-70.

[225] 周泓. 仿真使用 Arena 软件 [M]. 北京: 机械工业出版社, 2010: 17-24.

[226] 周绿林, 张婷婷, 王森. 医疗服务质量与患者满意度关系研究 [J]. 中国卫生事业管理, 2014, 31 (1): 14-17.

[227] 郑雨明. 决策判断中认知偏差及其干预策略 [J]. 统计与决策, 2007, 10: 48-50.

[228] 孟德昕, 迟沫涵, 岳凤莲, 等. 公立医院医患互动关系对医护人员工作投入影响研究 [J]. 中国医院管理, 2014, 34 (6): 41-43.

[229] 赵璐, 金淳, 于越. 可视化交互仿真软件 Arena 的最新进展 [J]. 系统仿真技术, 2006, 2 (3): 176-181.

[230] 胡在新, 汪纯孝. 关系质量模型实证研究 [J]. 商业研究, 1998, 11: 199.

[231] 修燕, 王军. 医患关系现状及影响因素探析 [J]. 重庆医学, 2013, 42 (8): 955-956.

[232] 修燕, 王军. 医患关系现状及影响因素探析 [J]. 重庆医学, 2013, 42 (8): 955-956.

[233] 修燕, 李丞, 吴文华, 等. 基于结构方程的患者感知服务态度与患者满意及其行为意向关系研究 [J]. 中国卫生统计, 2014, 31 (2): 221-223.

[234] 狩野纪昭. 在全球化中创造魅力质量 [J]. 中国质量, 2002 (9): 32-34.

[235] 秦石磊, 杨倩, 陈保国. 基于内容分析法的发达国家大学研发支持模式研究 [J]. 技术经济, 2009, 28 (5): 1-7.

[236] 耿先锋. 顾客参与测量维度, 驱动因素及其对顾客满意的影响机理研究: 以杭州医疗服务业为例 [D]. 杭州: 浙江大学, 2008.

[237] 莫军成. 论医患间的信任危机及重建 [J]. 山西师大学报 (社会科学版), 2011 (7): 12-15.

[238] 莫秀婷, 徐凌忠, 罗惠文, 等. 医务人员感知医患关系、工作满意度与离职意向的关系研究 [J]. 中国临床心理学杂志, 2015, 23 (1): 141-146.

[239] 凌娟. 基于服务接触的合肥市医院服务质量测评 [D]. 合肥: 中国科学技术大学, 2011.

[240] 唐庄菊, 汪纯孝, 岑成德. 专业服务消费者信任感的实证研究 [J]. 商业研究, 1999, 10: 49-51.

[241] 理查德·L. 达夫特, 雷蒙德·A. 组织行为学 [M]. 诺伊. 杨宇, 阎鲜宁, 于维佳, 译. 北京: 机械工业出版社, 2003.

[242] 黄芳铭. 结构方程模式: 理论与应用 [M]. 北京: 中国税务出版社, 2005.

[243] 黄敏. 医院门诊服务质量的评估与改善 [D]. 天津: 天津大学, 2003.

[244] 黄静宜. 医疗服务接触质量对顾客信任与行为意向的影响研究 [D]. 杭州: 浙江工商大学, 2010.

[245] 越丽霞, 陈加军, 孙长青. 患者体验与患者满意通径分析 [J]. 中国卫生事业管理, 2014, 31 (1): 20-22.

[246] 斯蒂芬·P. 罗宾斯. 组织行为学 [M]. 北京: 中国人民大学

出版社，2004.

[247] 董恩宏. 基于医疗质量管理的患者信任度评价指标体系构建及相关研究 [D]. 上海：上海交通大学，2012.

[248] 韩小芸，温碧燕，伍小奕. 顾客消费情感对顾客满意感的影响 [J]. 南开管理评论，2004，7（4）：39-43.

[249] 鲁翔，许年珍，袁永根，等. 大型医院医疗流程和资源配置的仿真决策系统研究 [J]. 中国医院管理，2005，25（1）：10-13.

[250] 道格拉斯·C. 诺斯. 制度、制度变迁与经济绩效（中译本）[M]. 上海：上海三联书店出版社，1994.

[251] 曾升. 基于 Arena 的移动电子商务流程的仿真研究 [D]. 北京：北京交通大学，2010.

[252] 谢礼珊，李健仪. 导游服务质量，游客信任感与游客行为意向关系研究 [J]. 旅游科学，2007，21（4）：43-48.

[253] 蔡翔. 国外关于信任研究的多学科视野 [J]. 科技进步与对策，2006（5）：178-180.

[254] 蔡蓉，周洁如. 关系质量因果研究述评与模型整合 [J]. 安徽农业科学，2007，35（4）：1183-1184.

[255] 谭华伟，陈菲，张培林，等. 服务质量及其对患者满意度的影响：基于重庆市 20 家民营医院的调查 [J]. 中国卫生事业管理，2015，32（12）：896-898.

[256] 薛培. 医疗机构服务质量测评量表开发 [D]. 北京：北京中医药大学，2009.

附录一　患者就医满意/不满事件调查问卷

尊敬的女士、先生：

　　您好！我们正在进行一项关于医院就医体验的调查研究，希望能够听到您与医院之间的一些故事。请您花几分钟的时间回忆一下最近半年内，在接受门诊医疗服务过程中令您感到最满意或最不满意的一件事是什么？

　　本调查为匿名调查，相关数据仅用于学术研究。谢谢您的合作！

　　Q1 它是一个令您最满意还是最不满意的经历？

　　A. 最满意　　B. 最不满意

　　Q2 该事件是什么时候发生的？

　　A. 1 个月内　　B. 1~3 月内　　C. 3~6 个月内

　　Q3 该事件发生的医院是 ＿＿＿＿＿＿＿＿＿＿＿（须注明是哪家医院），医院性质是＿＿＿＿＿？

　　A. 公立医院　　B. 民营医院　　C. 社区医院

　　Q4 事情的经过是怎样的？请简单加以叙述。

＿＿＿＿＿＿＿＿＿＿＿＿＿＿＿＿＿＿＿＿＿＿＿＿＿＿＿＿＿＿＿＿＿

＿＿＿＿＿＿＿＿＿＿＿＿＿＿＿＿＿＿＿＿＿＿＿＿＿＿＿＿＿＿＿＿＿

＿＿＿＿＿＿＿＿＿＿＿＿＿＿＿＿＿＿＿＿＿＿＿＿＿＿＿＿＿＿＿＿＿

　　Q5 您觉得这件事涉及了哪些人？（可多选）

　　□ 医生　　□ 护士　　□ 技术人员（检验科，影像科，b超室，心电图，脑电图等工作人员）　　□ 挂号或收费人员　　□ 导医　　□ 其他＿＿＿＿＿＿＿＿

Q6 您为什么对这件事感觉最满意或最不满意？

_____

Q7 如果您自己或家人生病，是否还会选择该医院？

A. 是　B. 否　C. 不好说

Q8 如果亲戚、朋友有就医需要，是否向其推荐该医院？

A. 是　B. 否　C. 不好说

Q9 不满意后您采取了以下哪些行动？（可多选）

A. 与当事人争吵　B. 向医院领导反应　C. 通过投诉电话投诉

D. 向医务科反应、投诉　E. 以后不会再来该医院就医

F. 将自己的经历告诉其他人，并劝其以后不要去

G. 在网络论坛发布自己的经历　H. 自认倒霉

I 其他_____

Q10 根据这件事，您给医院提出的建议是？

_____

Q11 您的性别：（　　）

□ 男　□ 女

Q12 您的年龄：（　　）

□ 18 岁以下　□ 18～25 岁　□ 26～35 岁　□ 36～45 岁　□ 46～55 岁　□ 56 岁以上

Q13 您的学历：（　　）

□ 初中及以下　□ 高中/中专　□ 专科或本科　□ 研究生（MBA）及以上

Q14 您的工作：（　　）

A. 工人　B. 公司职员　C. 公务员　D. 教师

E. 公司管理人员　F. 私营业主　G. 政府官员　H. 离退休人员　I. 下岗人员　J. 学生　K. 其他

Q15 您享受的医疗保障形式：（　　）

A. 公费医疗　B. 基本医疗保险　C. 商业保险　D. 补充医疗保险　E. 自费

Q16 您的家庭人均月收入大概是：（　　　）

A. 3 000 元以下　B. 3 001~5 000 元　C. 5 001~8 000 元　D. 8 000~10 001 元　E. 10 000 元以上

衷心感谢您的大力支持！

附录二　医患关系质量驱动因素调查（针对医院工作人员）

尊敬的女士、先生：

您好！我们正在开展一项关于医患关系质量方面的调查研究，请根据您的切实工作经验，针对下列问题发表您的观点。

本调查为匿名调查，相关数据仅用于学术研究。谢谢您的合作！

Q1：您就职的医院的级别是？

A. 三级　B. 二级　C. 一级

Q2：您的职务是？

A. 高层管理人员（如：院长、副院长、书记、副书记）

B. 中层管理人员　C. 基层医务人员

Q3：根据您在工作中的真实体验，您认为影响医患关系质量（包含患者满意和患者信任两个方面）、导致医患矛盾的关键因素是什么？

_____

_____

_____

Q4：根据您所在医院的切实情况，您观察到患者不满后有哪些行为表现？

_____

_____

_____

_____

Q5：根据您的工作经验，您认为通过采取哪些措施可以改善医患关系质量？

_____

_____

_____

_____

衷心感谢您的大力支持！

附录三　门诊服务接触质量调研问卷（用于量表开发）

调查时间：＿＿＿＿＿＿　　填写要求：调查对象体验了就医全过程

尊敬的病员同志，您好！

我们正在开展一项关于患者就医体验方面的研究，希望了解您在就医过程中的相关感受，以便提高医院的服务质量，更好地为广大患者服务。请您抽出宝贵的时间完成该问卷，您的真实想法对我们的研究很重要。本调查仅做研究之用，我们会对您的信息进行保密。祝您早日康复！

一、请根据您的真实体验，在相应的数字处打"√"，1 表示非常不同意，2 表示不同意，3 表示比较不同意，4 表示一般，5 表示比较同意，6 表示同意，7 表示非常同意。

测项	非常不同意	不同意	比较不同意	一般	比较同意	同意	非常同意
1. 该医院干净、整洁	1	2	3	4	5	6	7
2. 该医院医疗设备先进	1	2	3	4	5	6	7
3. 该医院各楼层的指示牌、指路标志清晰	1	2	3	4	5	6	7
4. 该医院就诊环境舒适	1	2	3	4	5	6	7

表1-1（续）

测项	非常不同意	不同意	比较不同意	一般	比较同意	同意	非常同意
5. 医务人员尊重我、为我考虑	1	2	3	4	5	6	7
6 医务人员专业知识丰富	1	2	3	4	5	6	7
7. 医务人员在检查、诊疗时操作熟练	1	2	3	4	5	6	7
8. 医务人员能清晰解释我的病情	1	2	3	4	5	6	7
9. 医生在诊疗过程中认真、仔细	1	2	3	4	5	6	7
10. 病历书写清晰、规范	1	2	3	4	5	6	7
11. 医生可以推荐合理的治疗方案	1	2	3	4	5	6	7
12. 医务人员向我详细说明用药方法与注意事项	1	2	3	4	5	6	7
13. 挂号、候诊、缴费、取药方便快捷	1	2	3	4	5	6	7
14. 我能及时获得各项化验、检查结果	1	2	3	4	5	6	7
15. 我提出的问题或投诉能得到及时回应、积极解决	1	2	3	4	5	6	7
16. 询问医务人员时能得到及时、详细解答	1	2	3	4	5	6	7
17. 医生根据我的病情开合理价位、合理数量的药品	1	2	3	4	5	6	7
18. 医生根据我的病情开必要的检查单	1	2	3	4	5	6	7
19. 医院定价合理（如药费、检查费、挂号费、诊疗费、注射费等）	1	2	3	4	5	6	7

二、请填写您的基本情况

1. 您的性别：□男　□女

2. 您的年龄：□18 岁以下　□18～25 岁　□26～35 岁　□36～45 岁
□46～55 岁　□55 岁以上

3. 您的文化程度：□小学及以下　□初中　□高中或中专　□大专或
本科 □研究生及以上

4. 您的职业：□ 政府机关或事业单位职工　□企业职员 □个体工商

259

户 □农民　□学生 □医务人员 □其他（请标注）＿＿＿＿＿＿＿

5. 您感觉此次就医的疾病：□严重　□比较严重　□一般　□很轻

6. 医疗费用支付方式（可多选）：□城镇职工基本医疗保险□城镇居民基本医疗保险□新型农村合作医疗□全公费　□全自费□商业医疗保险□贫困救助□其他

7. 您的家庭人均月收入：□1 500 元及以下　□1 501~3 000 元 □3 001~5 000 元　□5 001~8 000 元　□8 000~10 000 元　□10 000 元以上

8. 您以前是否来过该医院就医？　□第一次来　□偶尔来　□经常来

9. 本次就医，您就诊的科室？＿＿＿＿＿＿＿＿＿＿＿＿＿＿

衷心感谢您的大力支持！

附录四　门诊服务接触质量调研问卷（用于模型验证）

调查时间：_____　　填写要求：<u>调查对象体验了就医全过程</u>

尊敬的病员同志，您好！

我们正在开展一项关于患者就医体验方面的研究，希望了解您在就医过程中的相关感受，以便提高医院的服务质量，更好地为广大患者服务。请您抽出宝贵的时间完成该问卷，您的真实想法对我们的研究很重要。本调查仅做研究之用，我们会对您的信息进行保密。祝您早日康复！

一、请根据您的真实体验，在相应的数字处打"√"，1 表示非常不同意，2 表示不同意，3 表示比较不同意，4 表示一般，5 表示比较同意，6 表示同意，7 表示非常同意。

测项	非常不同意	不同意	比较不同意	一般	比较同意	同意	非常同意
1. 该医院干净、整洁	1	2	3	4	5	6	7
2. 该医院医疗设备先进	1	2	3	4	5	6	7
3. 该医院各楼层的指示牌、指路标志清晰	1	2	3	4	5	6	7
4. 该医院就诊环境舒适	1	2	3	4	5	6	7
5. 医务人员尊重我、为我考虑	1	2	3	4	5	6	7

测项	非常不同意	不同意	比较不同意	一般	比较同意	同意	非常同意
6. 医务人员专业知识丰富	1	2	3	4	5	6	7
7. 医务人员在检查、诊疗时操作熟练	1	2	3	4	5	6	7
8. 医务人员能清晰解释我的病情	1	2	3	4	5	6	7
9. 医生在诊疗过程中认真、仔细	1	2	3	4	5	6	7
10. 病历书写清晰、规范	1	2	3	4	5	6	7
11. 医生推荐合理的治疗方案	1	2	3	4	5	6	7
12. 医务人员向我详细说明用药方法与注意事项	1	2	3	4	5	6	7
13. 挂号、候诊、缴费、取药方便快捷	1	2	3	4	5	6	7
14. 我能及时获得各项化验、检查结果	1	2	3	4	5	6	7
15. 我提出的问题或投诉能得到及时回应、积极解决	1	2	3	4	5	6	7
16. 询问医务人员时能得到及时、详细解答	1	2	3	4	5	6	7
17. 医生根据我的病情开合理价位、合理数量的药品	1	2	3	4	5	6	7
18. 医生根据我的病情开必要的检查单	1	2	3	4	5	6	7
19. 医院定价合理（如药费、检查费、挂号费、诊疗费、注射费等）	1	2	3	4	5	6	7
20. 总的来说，我对这家医院是满意的	1	2	3	4	5	6	7
21. 医院的技术和服务符合我最初的期望	1	2	3	4	5	6	7
22. 与同类医院相比，我对这家医院是满意的	1	2	3	4	5	6	7
23. 我信赖该医院	1	2	3	4	5	6	7
24. 该医院是可靠的	1	2	3	4	5	6	7
25. 该医院是诚实的	1	2	3	4	5	6	7
26. 我会向周围的人称赞该医院	1	2	3	4	5	6	7
27. 如果有人请我推荐，我会推荐该医院	1	2	3	4	5	6	7

表(续)

测项	非常不同意	不同意	比较不同意	一般	比较同意	同意	非常同意
28. 如果患同样的病，我会选择该医院	1	2	3	4	5	6	7
29. 如果患不同的病，我还选择该医院	1	2	3	4	5	6	7
30. 除了该医院，我还能找到比这家医院服务更好的医院就医	1	2	3	4	5	6	7
31. 除了该医院，我还能找到比这家医院医术更好的医院	1	2	3	4	5	6	7

二、请填写您的基本情况

1. 您的性别：□男　□女

2. 您的年龄：□18 岁以下　□18～25 岁　□26～35 岁　□36～45 岁 □46～55 岁　□55 岁以上

3. 您的文化程度：□小学及以下　□初中　□高中或中专　□大专或本科 □研究生及以上

4. 您的职业：□ 政府机关或事业单位职工　□企业职员 □个体工商户 □农民　□学生 □医务人员 □其他（请标注）＿＿＿＿＿＿

5. 您感觉此次就医的疾病：□严重　□比较严重　□一般　□很轻

6. 医疗费用支付方式（可多选）：□城镇职工基本医疗保险□城镇居民基本医疗保险□新型农村合作医疗□全公费　□全自费□商业医疗保险 □贫困救助□其他

7. 您的家庭人均月收入：□1 500 元及以下　□1 501～3 000 元 □3 001～5 000 元　□5 001～8 000 元　□8 000～10 000 元　□10 000 元以上

8. 您以前是否来过该医院就医？　□第一次来　□偶尔来　□经常来

9. 本次就医，您就诊的科室？＿＿＿＿＿＿＿＿＿＿＿

衷心感谢您的大力支持！

263